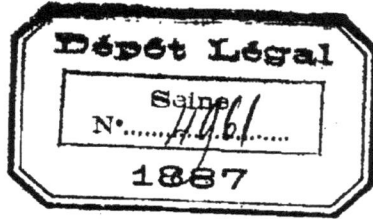

LES

MARQUISIENS

12475 — PARIS, IMPRIMERIE A. LAHURE

Rue de Fleurus, 9

LES

MARQUISIENS

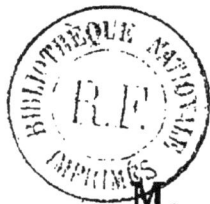

PAR

M. le Docteur CLAVEL

MÉDECIN DE PREMIÈRE CLASSE DE LA MARINE

AVEC FIGURES DANS LE TEXTE

PARIS

OCTAVE DOIN, ÉDITEUR

8, PLACE DE L'ODÉON, 8

1885

LES MARQUISIENS [1]

PAR M. LE DOCTEUR CLAVEL

MÉDECIN DE PREMIÈRE CLASSE

AVANT-PROPOS

Un séjour d'environ six mois aux îles Marquises, pendant les années 1881 et 1882, m'a permis de recueillir les renseignements et les observations que je livre à mes collègues. En raison de la mission spéciale (travaux hydrographiques) confiée au *Hugon*, j'ai pu visiter une grande partie des baies et plusieurs points de l'intérieur de l'archipel marquisien.

On sait que les différentes îles qui le forment sont de hautes terres dont les vives arêtes sont hérissées de crêtes ou de pics dénudés, aigus, déchiquetés, le plus souvent perdus dans les nuages. Des flancs escarpés de ces montagnes partent des contre-forts à pente raides, aboutissant à de noires falaises, gigantesques murailles qui tombent verticalement dans la mer. Ces contre-forts embrassent des baies profondes, dominées par de magnifiques amphithéâtres où la végétation touffue contraste avec l'aridité des sommets. De nombreuses vallées y aboutissent ; les unes, principales, sont perpendiculaires au grand axe des îles ; les autres, secondaires, sont normales à la direction des premières. Presque toutes ont été formées de la même manière ; elles sont dues à l'écoulement des eaux pluviales. Les crêtes qui séparent ces nombreux sillons sont disposées comme les nervures d'une feuille compliquée.

Des cours d'eau coulent parallèlement aux vallées principales sur un lit de roches détachées des hauteurs. Quelques-uns sont

---

[1] Il me semble préférable de désigner aujourd'hui, par ce nom, les habitants des îles Marquises, connus généralement sous celui de Marquesans. Ce dernier terme avait sa raison d'être à l'époque où les îles Marquises étaient appelées Marquesas, nom que leur avait assigné le découvreur espagnol Mendana.

à sec après plusieurs jours de sécheresse ; mais au moment des grandes pluies, tous grossissent et se transforment en torrents impétueux charriant une eau limoneuse. Çà et là, l'eau se précipite en cascades tombant quelquefois d'une hauteur considérable et dont plusieurs s'aperçoivent du large, embellissant le paysage sur la noirceur duquel elles se détachent en filets argentés.

L'origine plutonienne de ces îles n'est pas douteuse; outre la présence des scories, des basaltes et des ponces que l'on rencontre partout, l'aspect tourmenté du sol en fournirait la preuve. Le soulèvement s'est même opéré avec une brusquerie remarquable, ainsi qu'on peut le constater sur plusieurs points.

D'après ce qui précède, on ne s'étonnera point d'apprendre qu'il n'y a pas de plaine de ceinture et que la pente est partout rapide, depuis le faîte des montagnes jusqu'au rivage.

L'archipel de Nuka-Hiva ou des îles Marquises est situé, d'une part entre 7° 50' et 10° 20' de latitude sud, d'autre part entre 141° et 143° de longitude ouest ; la distance qui le sépare de Tahiti, chef-lieu des établissements français de l'Océanie est de 250 lieues marines. Il comprend onze îles dont six habitées, formant deux groupes désignés sous les noms de groupe Nord-Ouest et groupe Sud-Est. La superficie totale des îles habitées, qui sont aussi les plus grandes, est d'environ 1000 kilomètres carrés, et l'étendue totale de leurs côtes d'à peu près 470 kilomètres.

Autrefois très forte, la population n'est aujourd'hui représentée que par le modeste chiffre de 4865 habitants, d'après un recensement qui m'est personnel.

Ce travail est divisé en quatre parties. La première a trait à l'ethnographie. Si l'on songe (et l'opinion de tous ceux qui habitent l'archipel depuis longtemps est formelle à cet égard) que l'abandon des îles Marquises serait immédiatement suivi du retour des indigènes à leurs anciennes coutumes, l'étude que j'ai faite de certains caractères ethniques aujourd'hui masqués se trouve entièrement légitimée. La seconde partie se rapporte aux *caractères physiologiques et pathologiques*; la troisième aux *caractères physiques et descriptifs*; enfin la dernière comprend l'étude du pays, de la flore, de la faune, des cultures possibles, etc.

L'orthographe des mots indigènes a été respecté. Toutes les

voyelles se prononcent séparément et ne s'associent jamais pour former des diphthongues. La lettre *u* se prononce *ou*; exemple: *tuuga* (ouvrier, artiste) doit se prononcer tou-ou-ga. Cependant j'ai pensé qu'il était préférable, afin d'en indiquer la tonalité, de placer des accents sur les lettres *a* et *e*, bien que les naturels s'en dispensent.

PREMIÈRE PARTIE

ETHNOGRAPHIE MARQUISIENNE

ALIMENTATION.

Les Marquisiens utilisent une foule de produits tirés du règne animal et du règne végétal; mais la base de leur nourriture est le fruit de l'arbre à pain dont la récolte était jadis une occasion de fêtes publiques. Accidentellement, soit par nécessité, soit pour obéir à un caprice, ils font usage de substances dédaignées en temps ordinaire. Avant d'entrer dans les détails relatifs à la cuisson des aliments, je vais en donner la nomenclature, en l'accompagnant de renseignements qui, trouvant ici leur place, éviteront des redites.

a. *Aliments tirés du règne végétal.* — 1° Fruit à pain ou *méi.* Nous verrons que l'*artocarpus incisa* fournit trois récoltes par an, dont deux principales. Les fruits dont la plupart atteignent la grosseur d'une tête adulte, sont d'une conservation difficile à l'état frais. Aussi leur abondance, au moment de la cueillette, a-t-elle engagé les naturels à leur faire subir une préparation qui les transforme en une sorte de pâte incorruptible désignée sous le nom de *mâ.* Voici comment on procède:

Quand les méis sont sur le point d'arriver à maturité, les Marquisiens les cueillent à l'aide d'une longue perche terminée par un petit filet dans lequel sont reçus les fruits qui se meurtriraient en tombant sur le sol. On les dépouille aussitôt de leur enveloppe extérieure en la grattant au moyen d'un

morceau de verre ou de coquillage ; la partie opposée à l'insertion du pédoncule est traversée par une cheville de bois,
manœuvre ayant pour but d'activer la maturation des fruits
qui sont alors entassés avec précaution dans des trous garnis
de feuilles et bien protégés contre la pluie. Ils sont conservés
dans cette situation pendant quelques jours et blettissent ; à
ce moment on extrait l'embryon.

Ainsi préparés, les méis sont jetés dans un second trou fait
à l'avance et doublé, comme le précédent, de feuilles d'hibiscus et de cocotier : ils vont y subir une véritable fermentation.
Un homme est spécialement chargé de surveiller cette partie
de beaucoup la plus importante de la manœuvre : il recouvre
les fruits de branchages et d'une couche de volumineux cailloux destinés à contenir la pâte en voie de formation et à
l'empêcher de faire hernie au dehors ; il écarte les animaux
domestiques et les fourmis qui ne manquent pas d'accourir ;
en un mot c'est un gardien vigilant qui couche auprès du précieux dépôt commis à ses soins. Les femmes sont exclues de
ce rôle pour un motif étrange et basé sur un préjugé qui a
cours également chez les peuples civilisés. On n'ignore point
en effet que dans quelques pays vignobles, en Saintonge par
exemple, les femmes dans certaines situations, n'oseraient
jamais pénétrer dans un cellier, à l'époque où les raisins fer-
mentent.

Au bout d'un temps variable, les méis sont transformés en
un produit jaunâtre, d'une consistance pâteuse, d'une saveur
aigrelette : c'est le mâ. Ce produit peut se conserver pendant
plusieurs années, sans éprouver la moindre altération ; mais
afin d'en assurer l'intégrité parfaite, on a l'habitude de le laver
à grande eau, de le soumettre ensuite à une ébullition de quelques heures et d'en exprimer les liquides en le pétrissant. Il est
alors divisé en grosses boules qui sont emmaillotées soigneusement dans les feuilles du ti (*dracæna terminalis*) et placées
dans des silos établis au voisinage d'un cours d'eau. Le mâ préparé de la sorte est inaltérable ; on a trouvé sur les hauteurs
de Nuka-Hiva, pendant notre séjour aux Marquises, un silo
rempli de mâ datant d'un siècle environ. Ce produit était devenu brunâtre, avait acquis une odeur rappelant celle du fro-
mage de Roquefort et perdu sa saveur aigre, il était néanmoins
très mangeable encore.

Le mâ est utilisé, en nature, dans les moments de disette et associé au méï frais en temps ordinaire, ainsi que nous le verrons bientôt.

2° Le taro, le kapé[1], la pomme de terre douce, l'igname et le pia[2] sont des tubercules et des racines qui contiennent une forte proportion de fécule et d'amidon, mais qui ne sont guère utilisés par les naturels à titre de substances alimentaires. Ils sont pourtant très friands de l'igname et du taro ; la rareté de ces végétaux, si répandus dans les îles de la Société, les fait considérer par les Marquisiens comme des aliments de luxe, incapables cependant de remplacer le fruit à pain. Pour bien pousser, le taro demande une culture attentive et des soins journaliers qui lui font défaut. Il est vrai que la forte inclinaison du sol est un obstacle à la culture de ce précieux rhizome; il faudrait établir un système d'irrigation tout particulier en utilisant les cours d'eau qui ne tarissent point, ainsi qu'on l'a fait aux îles Fidji.

Les tubercules du pia, le rhizome du kapé, les racines du ti et de plusieurs autres plantes parmi lesquelles un certain nombre de fougères, ne sont mangés qu'accidentellement et lorsque la récolte des fruits à pain n'a pas été très abondante, ce qui est assez rare.

3° Après le méï, l'aliment féculent par excellence, on doit ranger l'amande enfermée dans la noix du coco parmi les substances alimentaires d'origine végétale utilisées journellement par les Marquisiens. Les cocotiers abondent au bas des vallées et donnent, sans interruption, des fruits délicieux. J'aurai l'occasion de faire ressortir les emplois multiples de cette plante, admirable don de la Providence en certains pays océaniens, aux îles basses par exemple, où les habitants seraient tout à fait ichthyophages s'ils étaient privés de cocos dont ils se nourissent et qui leur permettent d'élever des animaux de bassecour et des porcs.

Aux Marquises, les cocos sont mangés de plusieurs façons, suivant qu'ils sont peu mûrs, mûrs ou très mûrs. Dans le premier cas, le liquide laiteux est fort abondant et l'amande est représentée par un produit pulpeux et gélatiniforme, véritable

---

[1] *Arum costatum* ou *colocasia macrorrhiza.*
[2] *Tacca pinnatifida.*

friandise agréable surtout aux enfants; dans le second cas, l'amande est plus consistante et plus épaisse, quoique tendre encore; elle est croquée par tous les naturels, en dehors des repas. Enfin lorsque le fruit est très mûr et cueilli depuis un certain temps, il contient une amande épaisse et dure qui se développe aux dépens du liquide résorbé. Ce liquide est limpide et peu sucré dans les deux premières circonstances, louche et doux dans la dernière.

Le *kaku*, mets polynésien, se compose de pâte de méi frais nageant dans le lait obtenu par expression de l'amande du coco préalablement râpée. Chaque habitation possède à cet effet un intrument, sorte de chevalet terminé par une armature en fer et dentelée. On fracture d'abord la noix de coco de manière à obtenir deux calottes sphériques ; chacune d'elles, dépouillée de la bourre qui l'entoure est saisie par sa partie convexe, et sa face concave, doublée de l'amande, est frottée rudement sur l'extrémité de l'armature, le préparateur étant assis sur le chevalet et manœuvrant à la façon des sabotiers. Le produit du grattage est alors enfermé dans un tamis fait avec la bourre du coco bien étalée comme un gâteau de charpie ; comprimé par la torsion de ce tamis, il laisse échapper un liquide laiteux dans lequel est plongée la pâte de méi. Le résidu sert de nourriture aux animaux de basse-cour.

4° La plupart des arbres ou arbrisseaux fruitiers qu'on rencontre aux Marquises et qui sont au nombre de vingt environ, y ont été importés par les navigateurs et les colons. Ils donnent des produits généralement médiocres, mais qui n'auraient rien à envier à leurs congénères des autres pays chauds s'ils étaient soignés tant soit peu :

La *mangue* et la *pomme-Cythère*, fruits délicieux quand ils sont bien mûrs, ne sont appréciés des naturels que lorsqu'ils sont encore verts. La *pomme-cannelle*, la *goyave*, l'*ananas* et la *papaye* ne sont pas beaucoup prisés par eux. Ils mangent au contraire, avec plaisir, les différentes sortes de *bananes* dont je donnerai l'énumération; les *orangers*, le fruit du *jambosier*[1], la pulpe du *tamarin*, la *pastèque* et le *puku-manini* (passiflora hamiltoniana). Les *citrons* ne sont utilisés qu'à titre de condiments acides et pour relever le goût du poisson cru.

---

[1] *Eugenia jambosa vulgaris.*

Le *mapé* des îles de la Société, *Ihi* des Marquisiens[1], n'est mangé qu'après cuisson et rappelle un peu la châtaigne. Enfin, le *noni*, fruit du morinda citrifolia, n'est employé que d'une manière exceptionnelle.

5° La *canne à sucre* est une friandise appréciée ; quelques coups de dents suffisent pour mettre à nu la pulpe aussitôt asséchée par des mouvements de succion dignes d'un vampire.

En résumé, le règne végétal fournit aux naturels des principes féculents, sucrés et gras (huile de coco), des sels acides organiques, mais bien peu d'azote.

b. *Aliments tirés du règne animal.* — Bien audacieux serait celui qui voudrait entreprendre l'énumération de tous les produits animaux dont les Marquisiens font usage ; il est beaucoup plus simple d'affirmer qu'il n'est pas un être vivant dans l'archipel, y compris l'homme, qui ne soit ou n'ait été mangé par eux dans certaines circonstances. Mais il ne faudrait pas en conclure qu'ils sont surtout carnivores : ce serait commettre une grossière erreur. Les Marquisiens sont frugivores et ichthyophages ; ce n'est qu'à titre exceptionnel qu'ils mangent de la viande, et cette viande est presque uniquement fournie par le cochon. Les animaux de basse-cour interviennent aussi dans leur alimentation, mais à intervalles très éloignés. Les moutons, les bœufs et les chèvres, mammifères importés, sont mangés par les naturels dans de rares occasions ; ils prétendent que la chair de ces animaux est *froide* et, *glaçant l'estomac*, susceptible de déterminer des maladies. S'ils avaient à choisir, ils préféreraient les rats et les chiens : c'est, du moins, ce que j'ai recueilli de la bouche d'un grand nombre. Ils semblent mal apprécier les qualités que nous accordons en général à la chair musculaire des animaux de basse-cour : la blancheur et la tendreté. C'est pour ce motif qu'ils placent les oiseaux de mer, les hérons en particulier, presqu'au même niveau que la volaille.

Tous les animaux qui vivent dans la mer et dans les cours d'eau de l'archipel : tortues, poissons, crustacés et coquillages forment, avec le fruit à pain, la base de l'alimentation des naturels ; mais ils ont une prédilection marquée pour certains

---

[1] *Inocarpus edulis.*

d'entre eux, bien qu'ils n'en dédaignent aucun. Les tortues, la plupart des crustacés et des coquillages sont mangés cuits : presque tous les poissons, au contraire, ont subi simplement, après nettoyage, une macération de quelques heures dans de l'eau salée. Parmi ces derniers, il en est un qui prime tous les autres et qui figure à toutes les fêtes, à côté du porc : c'est le requin. Pour acquérir un goût savoureux, il doit avoir été pêché depuis un certain temps : il répand alors une odeur *sui generis* affectant péniblement le sens olfactif des Européens.

c. *Boissons.* — L'eau commune et le liquide enfermé dans la noix du coco suffisent à étancher la soif des indigènes. Pendant le repas, ils font usage d'eau salée qu'ils boivent par petites gorgées et de temps à autre. On a prétendu, devant ce fait mal compris, que les Polynésiens n'avaient pas d'autre boisson que l'eau de mer.

Ayant l'habitude de ne jamais saler leurs aliments, ils absorbent la quantité de chlorure de sodium indispensable aux besoins de l'organisme.

Les Marquisiens, comme tous les autres peuples de l'Océanie, ont un goût très prononcé pour les spiritueux. A l'époque où l'alcool n'avait pas encore pénétré chez eux, ils s'ingéniaient pour s'en procurer. « A Hiva-Oa, dit M. Jouan, nous avons vu un alambic fort ingénieusement construit avec une marmite, un tronc d'arbre creusé et un serpentin en bambou qui fonctionnait sans cesse pour extraire de l'alcool de l'enveloppe florale des cocotiers. C'était un déserteur d'un baleinier qui avait appris cela ». De nos jours, ces précautions sont inutiles : les cabaretiers ont pénétré partout et vendent à des prix fabuleux le poison sous toutes les formes.

Mais il est une boisson dont l'usage remonte aux temps les plus reculés et qui, pour ne pas être aussi solennellement absorbée qu'autrefois, n'en est pas moins appréciée des naturels. Je veux parler du *kava*. A propos de la flore, je signalerai les effets bizarres de cette liqueur enivrante ; elle joue un rôle si important dans les habitudes des peuples océaniens qu'il est indispensable d'en dire ici quelques mots. J'ai vu préparer le kava, non seulement dans les possessions françaises, mais encore aux îles Samoa, Wallis et Tonga ; la façon de procéder est partout identique. Aux Wallis cependant, les missionnaires ont introduit une modification qui a l'avantage de transformer le liquide enivrant en une boisson rafraîchissante et aromatique. Cette modification consiste à supprimer la mastication de la racine, à la râper tout simplement avant de la faire macérer dans l'eau. La salive, agissant en vertu de la diastase qu'elle contient sur les éléments fermentescibles du kava, développe au contraire le principe producteur de l'ivresse. Quoi qu'il en soit, la cérémonie qui accompagne la préparation de la liqueur est on ne peut plus solennelle :

Assis en rond de manière à former un cercle immense, les naturels observent un silence religieux, ne perdant point de l'œil les moindres détails de l'opération. Des jeunes filles, vêtues de leurs plus brillants atours, commencent par mâcher avec acharnement les racines qui, bien imprégnées de salive, sont rejetées dans des récipients en bois. De temps à autre et d'un commun accord, les assistants rompent le silence en poussant deux exclamations qui signifient : « Bravo! Bravo! ». Placé au centre du cercle, un des naturels recueille alors tous les produits de la mastication, les réunit dans un grand vase ou *koka* consacré à cet usage, y verse la quantité d'eau nécessaire et pétrit le tout avec ses deux mains. Plus la besogne avance, plus les bravos sont fréquents. Arrive enfin le moment où, d'un air majestueux et d'une voix forte, l'opérateur s'écrie dans son langage : *Le kava est prêt!* — « Bravo! Bravo! » répond la foule enthousiasmée. Puis tout redevient silencieux. On procède alors à la distribution de la liqueur. Une éponge en bourre de coco servant aussi de filtre est plongée par le préparateur dans le liquide impur qui, traversant les fibres de ce tamis d'un nouveau genre, est reçu, dépouillé des parties ligneuses de la racine, dans un petit récipient tenu par une jeune fille. Heureuse de remplir un tel rôle, elle va d'un pas grave et lent, le sourire aux lèvres, présenter le breuvage au plus ancien d'abord. Avant de prendre la coupe, celui-ci frappe deux fois ses mains l'une contre l'autre ; il boit ensuite avec dignité. Les allées et venues de la jeune fille se produisent autant de fois qu'il y a d'assistants. Alors le préparateur, après avoir essuyé la sébile, montre à tous qu'elle ne contient plus rien, puis s'écrie : *C'est terminé!* — « Bravo! Bravo! » répondent les convives en se retirant.

Telle est la cérémonie du kava chez les Tongiens. Il n'y a pas longtemps encore, elle était pour le moins aussi considé-

rable aux Marquises et faisait partie de toutes les fêtes. Aujour-
d'hui, les buveurs de kava sont aussi nombreux, mais ils
savourent la liqueur en petit comité. Pour obtenir l'ivresse, il
faut en absorber un litre environ. Ce n'est pas sans danger que
les naturels se livrent à leur passion favorite. « Les grands
buveurs de kava, dit M. Jouan, ont l'air hébété des fumeurs
d'opium ; on les reconnaît au tremblement de leurs membres,
à leurs yeux injectés, à leur peau farineuse, pour ainsi dire
couverte d'écailles ». A ces symptômes j'en ajouterai d'autres
qui ne sont pas moins intéressants : les vieux buveurs de kava
sont atteints de néphrite ; ils accusent des douleurs au niveau
des lombes et de la vessie, des envies d'uriner fréquentes, des
cauchemars et de l'insomnie. Comme toutes les pipéracées, le
kava porte avec énergie son action sur l'appareil rénal qu'il
excite d'abord, épuise ensuite à la longue. Les glandes sudoripares fonctionnent d'autant plus qu'elles sont obligées de sup-
pléer à l'inertie rénale ; en fin de compte, elles succombent à
leur tour et c'est alors qu'apparaissent les symptômes exté-
rieurs que je viens de reproduire et qui sont en effet très
réels.

   d. *Préparation des aliments.* — Ce travail incombe aux
indigènes des deux sexes ; mais les hommes s'occupent surtout de la confection du four et du feu, tandis que les femmes
s'adonnent aux minutieux détails de la cuisine. Il ne faut pas
croire effectivement que l'art culinaire soit, aux Marquises, à
l'état rudimentaire. La préparation des mets tient le premier
rang parmi les occupations journalières, ce qui se conçoit aisément si l'on a présentes à l'esprit ces deux données : les naturels sont nombreux dans chaque famille et leur nourriture ordinaire, assez pauvre en principes alibiles, les oblige à manger
fréquemment.

   Si l'on excepte les produits de la mer et les fruits acides qui,
la plupart du temps, sont utilisés à l'état cru, les autres substances sont soumises à une cuisson préalable et par un procédé qui ne varie guère, tant aux Marquises que sur les autres
points de la Polynésie. Ce procédé consiste à échauffer des
galets dans un trou pratiqué en terre et à poser sur eux les aliments que l'on veut cuire, après les avoir enrobés dans des
feuilles. La confection de ce four (*umu*) n'est pas compliquée.
Quelques coups de pioche, au voisinage de la case, établissent

une excavation en forme de godet ayant 1 mètre et demi de diamètre et 40 centimètres de profondeur. On la remplit de feuilles sèches et de branches que l'on enflamme et sur lesquelles sont placés des cailloux assez volumineux; au bout d'un temps variable les pierres sont suffisamment échauffées pour conserver leur chaleur pendant 2 ou 3 heures.

Avant l'introduction des allumettes dont se servent aujourd'hui la plupart des naturels, la confection du feu demandait un peu d'habitude et pas beaucoup d'adresse, en somme, puisqu'après une dizaine d'essais infructueux je suis arrivé, tout aussi vite et tout aussi bien que le premier indigène venu, à tirer du feu de deux morceaux de bois frottés l'un sur l'autre. Il n'y a donc pas lieu, comme l'ont fait certains auteurs, de pousser des cris d'admiration devant un fait assez simple. On a dit qu'il fallait deux morceaux de bois différents : l'un mou et sec et l'autre dur ; c'est une erreur. Aux Marquises comme aux îles de la Société, les deux morceaux sont du même bois et de la même branche ; ils sont fournis soit par le burao de Tahiti, *Fau* des Marquises (hibiscus tiliaceus), soit par le *miro* ou *mio* (thespesia populnea), de la famille des malvacées. La condition *sine quâ non* pour obtenir du feu par le procédé que je vais indiquer, c'est de choisir un bois très sec :

On fend en deux, suivant son axe, une branche de la grosseur du bras. L'un des fragments est taillé de manière à fournir un bâtonnet ayant 25 centimètres de longueur et 2 centimètres d'épaisseur, terminé en pointe mousse à l'extrémité qui doit frotter la partie plane de l'autre fragment. Ce dernier appuie sur le sol par sa face convexe : il est maintenu solidement par un aide ou par l'opérateur lui-même qui manœuvre étant assis par terre, à la façon des tailleurs, c'est-à-dire les jambes croisées. Le bâtonnet est saisi de la main droite et passe entre le pouce et la base (face palmaire) des quatre doigts étendus. La main gauche embrassant la première, on frotte ce bâtonnet sur l'autre fragment de bois par un mouvement de va-et-vient, sans secousse et sans précipitation, en appuyant avec assez d'énergie. Les conséquences de cette manœuvre sont la formation d'une gouttière étroite, ayant 7 ou 8 centimètres de longueur et d'une fine poussière de bois qui s'accumule à l'extrémité de la rainure. Peu à peu celle-ci s'échauffe et noircit ; on accélère alors le mouvement de va-et-vient en appuyant davantage. A ce moment de la fumée s'échappe dans toute l'étendue de la gouttière : on est arrivé au point capital de l'opération. Il s'agit par un frottement rude et très précipité de détacher la mince couche de bois noirci, de la refouler à l'extrémité de la rainure qui se creuse de plus en plus et de plonger, en l'arrêtant brusquement après un dernier coup sec, le bâtonnet au milieu de la sciure de bois, de la poussière dont j'ai parlé. On voit alors, si l'on a bien manœuvré, apparaître un petit point noir d'où s'échappe un filet de fumée ; la tache s'agrandit bientôt en rougissant. C'est du feu. Quelques feuilles sèches sont bien vite enflammées ; il ne faut pas plus de 3 minutes pour allumer le four.

J'ai dit que les aliments étaient enrobés dans des feuilles fraîches de bananier, de ti, d'hibiscus ou d'autres plantes avant d'être placés sur les cailloux échauffés ; sans cette pré-caution les substances pâteuses adhèreraient aux pierres et ne cuiraient pas bien. Les morceaux volumineux, par exemple les cochons, qui sont toujours cuits en entier après avoir été vidés et nettoyés, sont recouverts d'une couche épaisse de feuilles de bananier et même de terre pour retarder la perte du calorique. Seuls, les fruits à pain, dépouillés par le grat-tage de leur enveloppe la plus extérieure, sont placés directe-ment sur les cailloux ou même au milieu de morceaux de bois enflammés. Grâce à une expérience acquise dès l'enfance, les Marquisiens sont d'habiles rôtisseurs ; ils savent le moment où les mets sont cuits à point et il est bien rare qu'ils ne les reti-rent pas du four en temps convenable.

Les plats journaliers et favoris sont le *kaku* que nous con-naissons, la *popoï* et le *poisson cru*.

La popoï se prépare de la manière suivante : les fruits à pain, cuits au four ou dans la flamme sont, après extraction du cœur, écrasés dans une auge au moyen d'un pilon de pierre. La pâte est arrosée fréquemment avec de l'eau com-mune ; on y incorpore ensuite une quantité variable de mâ. Le produit du battage, au bout d'un quart d'heure, a la con-sistance d'une crème épaisse et présente une coloration d'un beau jaune : c'est la popoï. Toutes les pâtes ainsi préparées sont désignées sous ce nom : le méï, le taro, le kapé, la pomme de terre douce et l'igname en sont la base ; on associe quelquefois ces substances. Broyées avec certains fruits, la banane entre autres, elles constituent des gâteaux qui ne sont guère appréciés des Européens, mais dont les gens du pays se délectent.

A part les anguilles qui sont grillées sur la braise, le poisson est mangé cru dans le plus grand nombre des cas. Il est d'abord nettoyé, débarrassé de ses arêtes, coupé en petits morceaux, puis plongé dans un mélange d'eau salée, de jus de citron et d'amande de coco râpée où il séjourne environ 2 heures avant le repas. Ainsi préparé, le poisson cru n'a rien de désagréable. On ne lui fait pas toujours subir la macération précédente et certains poissons sont mangés tels quels. Quand on parvient à vaincre la répugnance qu'inspire ordinairement ce mets chéri des naturels, on est obligé de convenir qu'il n'est pas inférieur aux aliments les plus savoureux. Parmi les crustacés, il en est un qui tient une place honorable dans l'alimentation des indigènes : c'est le tourlourou, le *tupa* (cancer ruricola) dont la chair, cuite à l'eau bouillante, est, paraît-il, supérieure à celle des crabes de mer.

Il serait aussi long que fastidieux de passer en revue tous les aliments dont les Marquisiens font usage et surtout les cent manières qu'ils ont de les préparer. Ceux que je viens d'examiner figurent aux repas ordinaires. Dans les festins importants donnés à l'occasion d'une fête quelconque on fait les choses grandement : les cochons et les requins, dépecés à coup de hache, sont dévorés avec une gloutonnerie effrayante ; on se gorge de popoï et de kaku ; le kava coule à longs flots. A voir les naturels se précipiter sur la victuaille, on les croirait à jeun depuis 15 jours.

e. *Repas*. — Il est certain qu'ils ont un appétit remarquable et qu'ils mangent plusieurs fois dans la journée, ce qui tient à la pauvreté nutritive de leurs aliments et peut-être à leur stature élevée ; cependant ils ont coutume de ne faire que 3 repas principaux dans les 24 heures. Aujourd'hui ces repas se prennent en commun ; mais il y a quelques années les femmes mangeaient à part.

Les mets sont contenus dans des sébiles en bois de rose ou de temanu (*kokas*) que l'on pose à terre. Assis en rond, ou plutôt accroupis sur leurs talons, les convives se servent de leurs doigts pour puiser leur part dans le plat commun. On a dit, avec une apparence de raison d'ailleurs, que les Marquisiens étaient malpropres en mangeant. Forster affirme « qu'il a vu les hommes et les cochons manger tous à la fois ; qu'il les a trouvés délayant des fruits et même des racines au fond d'un vase chargé d'ordures, au moment où les cochons venaient de le quitter, sans le laver, sans même laver leurs mains qui n'étaient pas moins sales ; et que lorsqu'il leur témoignait que cela lui causait du dégoût, ils se moquaient de lui ». Il ajoute cependant : « Je ne sais si jamais il n'y a plus de propreté parmi eux. Les actions de quelques individus ne suffisent pas pour dire que toute une nation suit une coutume générale ». Ou les Marquisiens se sont corrigés depuis, ou Forster a mal interprété leurs manœuvres. Au moment des repas, on voit accourir, il est vrai, tous les animaux domestiques ; les chiens, les chats, les poules et les cochons eux-mêmes, qui circulent librement, viennent rôder autour des naturels. Ceux-ci leur abandonnent des rogatons, mais savent tenir à distance respectueuse les plus audacieux en les repoussant du pied. Dans tous les cas, je n'ai jamais vu les animaux manger avec les hommes ; bien plus, j'ai remarqué qu'ils étaient traités assez rudement et qu'on ne s'inquiétait guère de la façon dont ils vivaient [1]. Les mets ne sont pas, non plus, préparés salement ; les vases m'ont paru propres et bien récurés après le repas : la popoï et le kaku présentent même un aspect engageant, l'une par sa belle couleur jaune et sa consistance de pâte homogène, l'autre par la blancheur immaculée de son lait. Ce qui m'a semblé moins propre, c'est la manière de manger des naturels. Ne se servant ni de fourchettes, ni de cuillères, ils plongent la main dans tous les plats et, comme ils sont fort gloutons, le spectacle n'a rien d'attrayant. De plus, ils boivent l'eau de mer à la même tasse ; enfin (qu'on me passe ce détail) la nature de leurs aliments détermine de fréquentes éructations.

HABITATIONS

Les Marquisiens choisissent presque toujours le bord de la mer pour y édifier leurs demeures. Aussi ne voit-on que rare-

---

[1] Il n'est point rare cependant de voir les femmes allaiter les petits cochons usage qui, d'ailleurs, n'est pas spécial aux Marquises, car je l'ai constaté en Cochinchine.

ment des baies inhabitées : les plus grandes sont les plus peu-
plées ; les cases en suivent le contour, tantôt disposées sur un
seul rang, tantôt éparses çà et là, toujours séparées les unes
des autres par un intervalle de plusieurs mètres. Les petites
criques n'ont souvent qu'une habitation. deux au plus si la
famille est nombreuse. Le long des vallées qui aboutissent aux
baies principales, au bas des versants qui les forment, on voit aussi
des maisons ; elles s'arrêtent au point où la pente commence
à devenir rapide et ne sont jamais éloignées d'un cours d'eau.

A l'époque où les différentes îles de l'archipel avaient une population plus considérable, des tribus occupaient les plateaux
élevés, mais alors elles faisaient ordinairement cause commune
avec celles qui habitaient les vallées et le rivage et, par là,
jouissaient des produits de la mer. Aujourd'hui, bien peu de
naturels vivent dans l'intérieur des terres ; seule, la magnifique et riche vallée de Taïpi-Vaï, au centre de Nuka-Hiva,
compte une soixantaine d'individus, derniers vestiges d'une
tribu jadis florissante et qui, d'ailleurs, pouvait s'approvision-
ner de poissons dans la baie du Contrôleur.

Quoiqu'en général moins soignées que celles des îles de la
Société, les cases marquisiennes ont beaucoup de ressemblance avec elles. Ce qui les distingue essentiellement des
autres constructions polynésiennes, c'est la plate-forme ou
parvis (*paépaé* des naturels) sur lequel elles sont édifiées. Ce
parvis est plus ou moins élevé au-dessus du sol, mais il ne fait
jamais défaut. Il est formé de galets énormes, de rochers qui,
détachés de la montagne, ont roulé dans la plaine et se sont
arrêtés au lit des torrents. Ce sont ces derniers qui sont choi-
sis de préférence. Usés par le frottement continuel de l'eau dont
le cours est parfois impétueux après les fortes averses, ils présentent une face aplatie qui termine avantageusement le travail.
Agencés d'une manière intelligente, ces rochers ne laissent entre
eux qu'un intervalle insignifiant à la partie supérieure de la
plate-forme. Je ne sais si l'on doit plus admirer cet agencement
de matériaux taillés par les soins de la nature que la persévé-
rance et la force déployée pour amener d'abord en lieu convenable et superposer ensuite des masses exigeant pour être re-
muées le concours de plusieurs individus [1].

---

[1] Les Marquisiens ne possédaient autrefois que des outils imparfaits, des sortes

Forster croyait que ces constructions étaient faites en vue d'inondations possibles. Il n'en est rien. D'une part on les voit sur les hauteurs comme dans le bas des vallées; d'autre part elles n'existent point dans les autres contrées océaniennes où les inondations seraient à craindre aussi bien qu'aux Marquises.

Quoi qu'il en soit, c'est sur cette plate-forme ayant jusqu'à 20 mètres de long, 10 de large et 2 de hauteur qu'est édifiée l'habitation.

Les bois de charpente utilisés par les naturels sont : le méi (artocarpus incisa), le cocotier (cocos nucifera), le Fau (hibiscus tiliaceus), le mio (thespesia populnea), le temanu (calophyllum inophyllum) et le tou (cordia sebestana). Si l'on ajoute à ces bois les tiges du bambou, les feuilles du latanier, du pandanus et du cocotier, on aura tous les éléments de construction des cases. On commence par établir le faîtage, les hauts montants et les suppports. Ces parties sont reliées par des branches de fau, des tiges de bambou, etc. : c'est le squelette de l'habitation ressemblant tout à fait à celui de nos baraques foraines ; il ne reste plus qu'à faire la toiture. A cet effet, on tresse les feuilles du pandanus ou du cocotier sous forme de nattes qui sont alors imbriquées de bas en haut jusqu'au point le plus culminant de la case. La façade principale est représentée : 1° par une porte unique dont l'ouverture est limitée par quatre poutres se réunissant à angle droit ; 2° par des tiges de bambou, des pieux ou barreaux quelconques dressés verticalement et séparés les uns des autres par un léger intervalle qui permet la libre pénétration de l'air et de la lumière. Les matériaux étant réunis et la plate-forme installée de longue main, quelques jours suffisent pour la construction de la case. Les aménagements intérieurs sont d'une simplicité remarquable : point de cloisons divisant le logis en appartements distincts, mais une pièce unique dont le parquet est formé de cailloux plats ; une longue poutre de bois couchée sur le sol le sépare en 2 parties : l'une antérieure destinée au modeste ameublement, l'autre postérieure ou poste de couchage.

Certains chefs, désireux de mieux faire ou voulant imiter les Européens possèdent des maisons en planches à plusieurs ou-

---

d'herminettes en pierre qui leur permettaient de travailler le bois mais non de tailler les rochers volumineux et durs entrant dans la construction de ces parvis.

vertures et à chambres séparées, meublées de chaises, de lits,
de tables et d'armoires ; mais leurs habitations sont presque
toujours munies du paépaé.

Les vraies cases indigènes ont une forme qui ne varie guère.
Elles sont plus longues que larges ; leur toiture est représentée
par deux plans très inclinés de manière à favoriser l'écoulement des eaux de pluie qui ne tombent jamais à l'intérieur.
Spacieuses et bien aérées, elles sont munies d'une porte pleine,
mais dont la faible hauteur oblige les entrants à baisser la
tête. A l'intérieur on peut se promener facilement debout, surtout à la partie moyenne de la pièce.

L'ameublement se compose des objets de première nécessité :
d'une ou de deux malles contenant les vêtements, de calebasses
remplies d'eau douce, de quelques bouteilles renfermant le
monoï [1] ou l'huile à brûler, d'une petite lampe qu'on allume
pendant la nuit et de nattes étendues sur la partie du parquet
servant de poste de couchage. Si nous ajoutons à cela les filets
de pêche, quelques pièces de *tapa*, l'auge et les sébiles de bois
dans lesquelles sont préparés et contenus les aliments nous aurons, je crois, épuisé la liste des objets qui constituent l'ameublement des cases marquisiennes.

Ces cases sont tenues proprement, tous les actes de la vie
susceptibles de les souiller se passant au dehors, entre autres
la cuisson des aliments qui se fait en plein air ou sous de
petits hangars situés au voisinage. Les repas eux-mêmes sont
préparés et pris à l'extérieur quand le temps le permet, ce qui
est le cas le plus ordinaire ; enfin les ablutions et les bains ont
leur place indiquée dans la mer ou le ruisseau qui coule à dix
pas du logis.

L'absence de cloisons intérieures engendre une promiscuité
fâcheuse : hommes, femmes, mariés ou non, enfants des deux
sexes couchent à côté les uns des autres et n'ont pas de secrets.
Il faut pourtant convenir, malgré les mœurs dissolues des naturels, qu'une certaine réserve est observée sinon dans les
paroles, du moins dans les actes.

Outre les logements que je viens de décrire, chaque district
possède une habitation commune ou plutôt un vaste hangar
muni de nattes et servant de refuge à ceux qui n'ont point

---

[1] Huile parfumée dont ils enduisent leurs cheveux.

d'asile ou sont obligés de passer la nuit hors de chez eux. Il
est rare cependant qu'un indigène étranger ne soit pas reçu
par un parent, un ami ou une connaissance quelconque et ne
soit pas admis au repas de la famille : les Marquisiens sont
essentiellement hospitaliers.

Chaque habitant possède, auprès de sa case, un terrain bien
circonscrit par une muraille de galets ; dans cet enclos sont
cultivés les végétaux d'un usage courant et quelques fleurs,
entre autres le basilic ou miri qui entre dans la composition
des colliers si chers aux jeunes filles. Le *fau* qui sert à la confection du feu, le précieux arbre à pain, le cocotier aux fruits
savoureux et si souvent mis à contribution pour étancher la
soif, enfin le *ti* dont les feuilles souples et longues servent à
enrober la popoï, se rencontrent toujours aux environs des
cases.

D'une manière générale, on peut dire que partout où l'on
voit des cocotiers en assez grand nombre on voit aussi des
maisons. C'est grâce à cette observation que je pus retrouver
ma route, un jour que je m'étais égaré dans les environs de la
baie Váiéo (île Ua-Pu). Je tournais depuis un certain temps déjà
dans le même cercle et n'arrivais point à rencontrer le petit
sentier que j'avais abandonné, lorsque j'aperçus un bouquet
de cocotiers. Bien que cet endroit fût éloigné du rivage et que,
pour ce simple motif, il n'était pas probable d'y trouver des
maisons, je me dirigeai néanmoins en ligne droite, à travers
le taillis, sur le point en question. Je vis bientôt un groupe de
cases habitées par des indigènes qui me montrèrent ma route.
Il serait cependant plus juste de dire qu'il n'est pas de maison
qui ne soit environnée de cocotiers.

VÊTEMENTS ET PARURES

Avant l'arrivée des Européens, l'unique étoffe employée par
les naturels était la *tapa*. Sa fabrication n'est pas abandonnée,
mais elle a beaucoup diminué d'importance. Aux îles Samoa,
Wallis et Tonga, cette étoffe, essentiellement polynésienne,
est encore aujourd'hui l'objet d'une sérieuse industrie. Elle est
tirée de l'écorce de certains arbres dont les principaux sont :

le mûrier à papier (broussonetia papyrifera), le figuier des ba-
nians (ficus prolixa), l'arbre à pain (artocarpus incisa). La
meilleure tapa provient du premier ; elle est blanche et fine.
Aussi le papyrus est-il soigné par les Marquisiens d'une façon
toute particulière. On n'utilise que les branches ou les jeunes
troncs des deux derniers. Voici, d'ailleurs, comment on procède :

  L'arbre est écorcé de manière à fournir des lanières aussi
longues et aussi larges que possible. On les fait macérer dans
de l'eau froide et commune jusqu'à ce que l'épiderme, impro-
pre à la fabrication de la tapa, se détache des couches sous-
jacentes. Les lanières sont ensuite placées bout à bout et juxta-
posées en plus ou moins grand nombre, suivant l'étendue de
la pièce qu'on veut obtenir. Grâce à leur consistance assez
molle et à leur matière agglutinante, elles adhèrent suffisamment entre elles pour qu'on puisse les plier et les transporter
d'un seul bloc quand elles sont à demi desséchées. Il ne s'agit
plus que de les battre afin de les assouplir en les amincissant,
ce qui se fait sur une pièce de bois ou sur un large galet au
moyen d'un bâtonnet quadrangulaire et finement cannelé sur
ses faces. La réunion des lanières est alors complète et l'étoffe
est mise à sécher au soleil.

  Ce travail incombe aux femmes; il est très fatigant en raison du battage qui a lieu du matin au soir en certaines saisons.
A l'arrivée du *Hugon* dans la baie Néi-Afu (Tonga), nos oreilles
furent blessées par un vacarme assourdissant qu'on attribuait
tout d'abord à de vigoureux coups de marteaux frappés par
une multitude de charpentiers sur des pièces de bois. Ce vacarme était produit par les maillets des ouvrières en tapa
retentissant sur des poutres sonores.

  Séchée, cette étoffe est assez épaisse et tenace, blanche ou
blanchâtre suivant les écorces dont elle provient, portant l'empreinte des cannelures du battoir, hygrométrique et se déchi-
rant sous l'influence de la pluie, flexible et rude au toucher.
Très employée par les femmes de l'Océanie centrale pour la
confection de leurs vêtements, elle n'est plus guère utilisée
aux Marquises qu'à titre de parure, à l'occasion des fêtes. Il n'y
a pas longtemps, la tapa seule était convertie par les naturels
en des sortes de manteaux et de jupons ; mais elle est aujour-
d'hui presque généralement remplacée par des cotonnades

achetées chez les commerçants qui se sont établis dans les baies les plus populeuses de l'archipel. De sorte que les hommes sont, comme aux îles de la Société, de Cook, etc., vêtus d'une chemise et d'un pantalon, les femmes d'un long peignoir ou gaule en dessous duquel une pièce d'étoffe entoure la partie moyenne de leur corps, depuis la taille jusqu'au genou.

Souvent hommes et femmes se contentent de ce dernier vêtement dont la simplicité n'exclut pas l'élégance et qui convient si bien aux pays chauds ; c'est une pièce unie de cotonnade anglaise, bleue, jaune ou rouge, agrémentée de dessins, ayant 2 mètres de largeur sur 1^m,30 de hauteur environ, s'enroulant autour des reins et tombant jusqu'à mi-jambe ou plus bas en dessinant les formes [1].

Les hommes se vêtissent plus simplement encore en ne portant que le *hami* ou ceinture étroite entourant la taille, passant entre les cuisses et se terminant en une queue qui descend jusqu'à la naissance des mollets. Enfin quelques-uns, dans les baies peu fréquentées, vont complètement nus, mais le pénis enveloppé dans un fragment de feuille d'hibiscus ou de bananier.

Les femmes, même les moins vêtues, cachent la partie moyenne de leur corps ; les parties supérieures, la poitrine entre autres, sont fort souvent à découvert, cette région n'éveillant aucun sentiment de pudeur chez les Polynésiennes en général et chez les Marquisiennes en particulier.

Les enfants du sexe masculin vont nus jusqu'à un âge assez avancé : les petites filles sont vêtues un peu plus tôt. Le costume des uns et des autres se compose, d'ailleurs, d'une simple chemise. Plus tard, les enfants portent le costume qui convient à leur sexe.

Les Marquisiens marchent toujours pieds nus. Les chefs des deux sexes, à l'occasion de solennités où les Européens figurent, ont le tort de mettre des chaussures, ce qui les fait horriblement souffrir et donne à leur démarche quelque chose d'emprunté. Quand, en outre, ils ont la fantaisie de s'affubler à l'européenne, ils sont tout à fait grotesques.

En temps ordinaire, la coiffure consiste en une couronne de

---

1 C'est le *paréo* des îles de la Société.

feuillage qui met leur front à l'abri des rayons du soleil. Il n'est peut-être pas de peuple ayant plus de goût pour les parures que les Marquisiens, bien qu'elles soient le plus souvent représentées par des colifichets : ce sont des colliers de fleurs ou d'herbes odoriférantes, de petits sachets dans la composition desquels entre toujours le basilic et qui, donnés aux jeunes gens par les jeunes filles, ont une signification particulière, des bracelets confectionnés avec les jolies graines de l'abrus precatorius, etc. Ces objets sont d'un usage courant ; mais dans les cérémonies importantes, dans les fêtes publiques ou *koikas*, les toilettes sont beaucoup plus recherchées. L'écaille de tortue, les coquillages, les valves d'huîtres perlières, les plumes de coqs et des oiseaux de mer, les longues rectrices du phaéton, les dents de marsouins, de porcs ou de cachalots, les barbes de vieillards, la bourre de coco, les flots de tapa, les guirlandes de feuillage, les touffes de cheveux et même des crânes, tous ces objets et bien d'autres sont mis à contribution pour former des diadèmes, des casques, des plumets, des hausse-cols, des pendants d'oreilles, des bracelets, des ceintures, des manteaux et des éventails. Ajoutons que les chevelures enduites de monoï, les tatouages rendus plus brillants par le suc de l'éka[1], les pommettes et les extrémités digitales peintes en rouge-minium avec le rocou, complètent les divers accoutrements dont la description sera faite à propos de chaque fête en particulier.

Mais de toutes les parures, la plus en honneur est fournie par les barbes des vieillards. La rareté de ces derniers et le faible développement du système pileux chez les Marquisiens font rechercher les barbes blanches avec une passion dont il est impossible de douter après lecture des deux faits suivants :

Le nommé Mac-Grath, américain porteur d'une barbe blanche superbe, exploita cet avantage en traitant avec différents chefs de Nuka-Hiva pour une valeur de 100 piastres chaque fois qu'il la coupait. On lui fournissait du coprah, des cochons et autres produits, jusqu'à concurrence de cette somme.

L'italien Moto, dans les mêmes conditions que le précédent,

[1] *Curcuma longa.*

ayant reçu de Téoro, chef d'Akapa, 2 énormes cochons comme acompte, eut l'indélicatesse de vendre sa barbe à un autre indigène. Il fut conduit par Téoro devant le juge de paix de Taïo-haé, pour abus de confiance.

Nous verrons qu'aux Marquises les vieillards sont loin d'être traités avec respect, même par leurs enfants ; mais ceux dont la barbe blanche est fournie sont entourés des soins les plus attentifs. Ils sont nourris et soignés comme des animaux de prix : leur barbe est une sorte de toison que l'on exploite.

TATOUAGE

Le tatouage (tiki), dont la pratique remonte à une époque impossible à déterminer, joue un rôle considérable aux Marquises et constitue la principale des mutilations ethniques. Les indigènes prétendent qu'il fut créé par le dieu Tiki dont il porte le nom.

A part les organes génitaux, la paume des mains et la plante des pieds, aucune région, suivant la fantaisie de chacun, n'échappe à l'instrument de l'opérateur. Le cuir chevelu n'est pas plus épargné que les muqueuses. J'ai oui-dire que, poussé par une idée singulière, un grand chef de Hiva-Oa se soumit jadis à un tatouage tellement généralisé qu'il était impossible de découvrir une région qui, chez lui, ne fût pas maculée : les organes génitaux, la face interne des joues, les gencives, les lèvres, la langue, la voûte palatine, la conjonctive palpébrale, les muqueuses du nez et de l'anus furent, d'après ses ordres formels, tatoués aussi profondément que possible.

D'une manière générale, les dessins sont d'autant plus variés et nombreux que les individus sont plus âgés et plus élevés dans la hiérarchie sociale. Aujourd'hui cependant, bien que toujours en honneur, le tatouage n'est pas aussi répandu qu'autrefois. Il n'est pas rare à Nuka-Hiva notamment, de rencontrer des adultes ne présentant que des dessins peu nombreux et occupant de préférence les régions du corps dissimulées par les vêtements. On peut attribuer cette modification dans un goût si prononcé jadis, beaucoup à l'influence du métissage, passablement à celle des missionnaires et des résidents, un

peu aux relations avec les Européens et à la facilité plus grande
des communications avec Tahiti où les Marquisiens s'exposent
aux quolibets d'un peuple qui, peu généreux à leur endroit,
les traite en définitive de barbares.

Certain chef intelligent de Nuka-Hiva, voulant à la fois sacrifier au goût de ses compatriotes et frayer *honnêtement* avec
les Européens, se fit tatouer tout le corps à l'exception des
mains et du visage. Il était ainsi toujours présentable, selon le
costume exigé par les circonstances.

Cette tendance à user de semblables précautions, évidente
aujourd'hui chez la plupart des jeunes chefs et des métis, se
manifestera chez les naturels des classes inférieures à mesure
que les relations avec les individus de race blanche s'accentue-
ront davantage. Il est déjà facile de constater que les Nuka-
Hiviens, dont le frottement avec les Européens acquiert une
importance de plus en plus grande, s'adonnent moins à la pratique du tatouage que les habitants de Hiva-Oa et de Fatu-Hiva,
îles relativement à l'écart du commerce social. Il n'est donc
pas audacieux de prédire que cette coutume disparaîtra, tôt ou
tard, des Marquises, ou se réduira du moins à des proportions beaucoup plus restreintes. Du reste, des peines consistant en une amende assez forte et même en quelques jours
de prison, sont édictées contre le tatoueur et contre ceux qui
se font tatouer ; mais, le plus souvent, elles ne sont pas appliquées.

Aujourd'hui, la fantaisie individuelle préside seule à l'opération du tatouage. Chacun fait à sa guise et désigne non seulement les dessins qu'il préfère, mais aussi les régions du
corps qu'il veut embellir. Il n'en était pas de même autrefois.
D'après des renseignements puisés à des sources qui me paraissent autorisées, l'uniformité dans le dessin distinguait les
tribus et des tatouages spéciaux faisaient reconnaître les classes
auxquelles appartenaient les naturels. Pour ne parler que du
visage, les principaux chefs jouissaient du privilège insigne de
le transformer en un véritable masque. Les personnages secondaires n'avaient droit qu'à un certain nombre de zones. Les
gens de condition inférieure se contentaient d'un tatouage restreint consistant, soit en un trait plus ou moins large recourbé
en forme de croc ou d'hameçon et simulant une moustache
fortement retroussée, soit en une ou deux bandes occupant le

bas de la face. Enfin les individus misérables ne pouvaient se faire tatouer, moins peut-être parce qu'ils occupaient le bas de l'échelle sociale que parce qu'ils étaient privés de ressources. Il paraît en effet que les chefs, enclins à la générosité, aidaient de leur avoir ceux qui ne pouvaient faire face aux exigeances du tatoueur, exigeances parfois exorbitantes, comme nous le verrons dans la suite.

Cette coutume bizarre répondait et répond encore aujourd'hui à plusieurs indications dont la principale est de sacrifier à un usage tellement en honneur qu'il est presque honteux pour un Marquisien, de n'être point tatoué. A une époque assez rapprochée de la nôtre, une main dont la face dorsale n'était pas embellie par le tatouage depuis l'extrémité des phalangettes jusqu'au poignet, ne pouvait puiser sa part de popoï dans le plat commun. Bien plus, l'aspect de deux mains tatouées faisait fuir ceux qui n'en pouvaient montrer qu'une seule ; ce qui n'avait pas lieu lorsque les convives de la première catégorie, pour éviter tout froissement d'amour-propre, dissimulaient les dessins de leur main gauche en appliquant la face dorsale de cette main sur le côté correspondant de la poitrine. Une jeune fille aurait refusé d'entendre les serments d'amour d'un jeune homme non tatoué. Afin de prévenir ce désagrément, le père confiait son enfant à l'opérateur avant qu'il eût atteint l'âge de puberté. C'était alors un motif de réjouissances :

Une case en bois recouverte de feuilles de pandanus était construite au préalable sur le sommet d'une montagne ou dans le fond d'une vallée. Au jour convenu pour la cérémonie, le père invitait tous les membres de sa famille et les amis du sexe masculin ; et comme il n'y a pas de bonne fête sans festin, il faisait apprêter force popoï et force kaku. Le poisson cru, les cochons et le kava ne faisaient point non plus défaut. Les femmes ne pouvaient assister à l'opération ; pour elles, la case était un endroit *tabou*.

L'œuvre achevée, le jeune garçon était recouvert d'un long voile en tapa et reconduit à la maison paternelle. Il n'en sortait qu'après la disparition complète du gonflement des parties tatouées. Escorté de sa famille et toujours dissimulé par un voile, il se rendait au milieu de la place publique envahie déjà par tous les naturels de la tribu. Hommes et femmes étaient réunis dans cette circonstance. Le voile était alors enlevé aux acclamations de la foule et au grand honneur des parents qui recevaient de tous côtés les félicitations les plus empressées. Un repas dont le père payait encore les frais terminait la journée.

On voit à quel point le tatouage était une pratique importante à cette époque. Si l'on songe maintenant aux dépenses énormes qui incombaient à la famille pour traiter le populaire, à celles non moins considérables qu'il fallait pour assouvir la rapacité du tatoueur, il est facile de comprendre que les principaux personnages pouvaient, seuls, s'octroyer un tel luxe[1]. Il est vrai qu'ils gagnaient en considération ce qu'ils perdaient en munificences. Les naturels moins fortunés se contentaient d'un cérémonial beaucoup plus simple. Du reste, un certain nombre de jeunes gens étaient tatoués gratis après le héros de la journée.

Il est clair que le tatouage de toute l'enveloppe cutanée exigeait un grand nombre de séances, mais l'étiquette n'était de rigueur que pour la première. Il fallait et il faut encore aujourd'hui plusieurs années pour couvrir le corps de dessins ; on peut même dire que l'opération n'est jamais terminée pour les chefs, car au fur et à mesure qu'ils avancent en âge, non seulement ils font combler les bandes étroites séparant les différents dessins, mais encore ils soumettent à un nouveau tatouage les parties déjà tatouées, jusqu'à devenir aussi noirs que les nègres les plus foncés. On comprend que ces manœuvres pouvaient être suivies d'accidents plus ou moins graves. Mais avant d'aborder la pathologie du tatouage, je vais essayer de donner une idée du manuel opératoire.

L'instrument essentiel est d'une simplicité remarquable. Il consiste en une lamelle osseuse ayant cinq centimètres environ de longueur, un centimètre de largeur et un millimètre tout au plus d'épaisseur. L'extrémité libre est finement pectinée, l'autre est fixée à un petit morceau de bambou sous un angle aigu. Les deux faces de la lamelle sont un peu excavées pour retenir la matière colorante. Celle-ci n'est autre chose que du noir de fumée provenant de la combustion de l'amande renfermée dans

---

[1] Jadis, le tatoueur était payé de sa peine en étoffes, volaille, cochons, etc. Je tiens d'un chef de Nuka-Hiva qu'un tatouage complètement achevé, c'est-à-dire généralisé, revient aujourd'hui à 100 piastres environ (500 francs).

la noix du bancoulier (Aleurites triloba). Ce noir de fumée est recueilli sur la face inférieure d'un galet aplati. Mélangé à une petite quantité d'eau douce, il forme une sorte d'encre dont les faces de la lamelle osseuse sont de temps en temps badigeonnées.

Les lignes principales du dessin sont tracées tout d'abord avec la côte d'une feuille de cocotier enduite de la matière colorante. Grâce à la flexibilité de cette nervure, il est possible de la faire servir au tracé des figures les plus capricieuses. Un des membres de la famille est chargé de tendre la peau et de maintenir le patient.

Le tatoueur (en marquisien tuuga patu tiki[1]) saisit entre le pouce étendu de la main gauche et l'index fléchi le manche en bambou qui supporte la lamelle osseuse. Avec un bâtonnet en casuarina (bois de fer) tenu de la main droite à la façon d'un archet, il frappe sur ce manche à coups précipités, ce qui détermine une série de piqûres ne dépassant pas les couches superficielles du derme et la projection sur ces piqûres de la matière colorante. Un morceau de tapa, enroulé sur le médius gauche, sert à éponger les gouttelettes de sang qui viennent masquer le travail.

J'ai eu l'occasion d'assister à une petite séance de tatouage et d'admirer l'habileté de l'opérateur. Pour montrer son adresse il prenait des attitudes capables, imprimant à sa tête des mouvements d'oscillation, passant quelquefois sa main droite derrière son dos et manœuvrant dans cette position. De plus, il répétait souvent et de sa voix la plus douce le mot *toï, toï!* « c'est bien! c'est fini! », exclamation qui devait être dans le rôle, car la physionomie du patient, garçon robuste et qui s'était prêté à la circonstance pour m'être agréable, prouvait bien qu'il était inutile de l'encourager.

L'opération est plus ou moins douloureuse suivant les régions où elle est pratiquée. Règle générale : la souffrance est très vive au niveau des éminences osseuses presque immédiatement recouvertes par la peau, insignifiante au milieu des régions riches en parties molles. Le tatouage des paupières détermine, paraît-il, plus d'appréhension que de douleur au moment de la manœuvre ; celui des muqueuses est fort pénible. Mais il est

---

[1] *Tuuga* signifie ouvrier ; *patu*, écrire ; *tiki*, tatouage.

deux régions, analogues du reste, particulièrement redoutées du patient : les faces dorsales de la main et du pied. Tous les Marquisiens sont d'accord sur ce point. La souffrance est quelquefois intolérable, surtout au niveau des doigts et des orteils ; aussi le tatouage de ces parties reste-t-il souvent inachevé.

Les dessins varient beaucoup d'un sujet à l'autre et diffèrent, chez un même individu, suivant les régions du corps. L'uniformité dans le dessin n'existe aujourd'hui que pour la face où l'on distingue deux principales sortes de tatouage : le *tiapu* et le *pahêké*. Ce dernier peut être simple ou double ; il ne se voit que chez les chefs de Nuka-Hiva et de Ua-Pu, jamais chez ceux du groupe Sud-Est. Ce respect des anciens usages me semble un fait bien digne de remarque à une époque où, comme je l'ai déjà dit, la fantaisie individuelle est à l'ordre du jour.

a. *Tatouages de la face.* — Le tatouage *pahêké* simple, ou oblique unilatéral, consiste en un rectangle traversant un des côtés du visage à la façon de la bande employée dans le bandage monocle. En teignant cette bande en bleu foncé, depuis la naissance des cheveux jusqu'au rebord du maxillaire inférieur, c'est-à-dire dans toute l'étendue de sa portion oblique, on aurait une image assez fidèle du tatouage pahêké simple.

Le *pahêké double*, ou *pihê* (oblique bilatéral) serait bien représenté par un bandage binocle teint en bleu. Les chefs principaux se distinguent par le pahêké double et les chefs secondaires par le pahêké simple.

Le tatouage *tiapu* (fig. ci-dessous), beaucoup plus répandu que le précédent, seul en honneur chez les naturels du groupe Sud-Est, consiste essentiellement en deux bandes transversales. Le bord supérieur de la première traverse le visage en passant au-dessus de la ligne des sourcils ; l'inférieur coupe la face au niveau de la partie moyenne du nez ; les petits côtés de ce rectangle s'arrêtent à quelques millimètres en avant des oreilles : la partie inférieure du front, les yeux et la moitié supérieure du nez sont donc compris dans cette zone. — Le bord supérieur de la seconde bande s'étend d'un lobule d'une oreille à l'autre en passant au-dessous de la base du nez et le bord inférieur relie les deux angles de la mâchoire : une partie du menton, les lèvres et le bas de la face sont compris dans ce rectangle.

Entre ces deux zones (voy. la même figure) il existe souvent soit une ligne ponctuée, soit une ligne brisée, transversa-

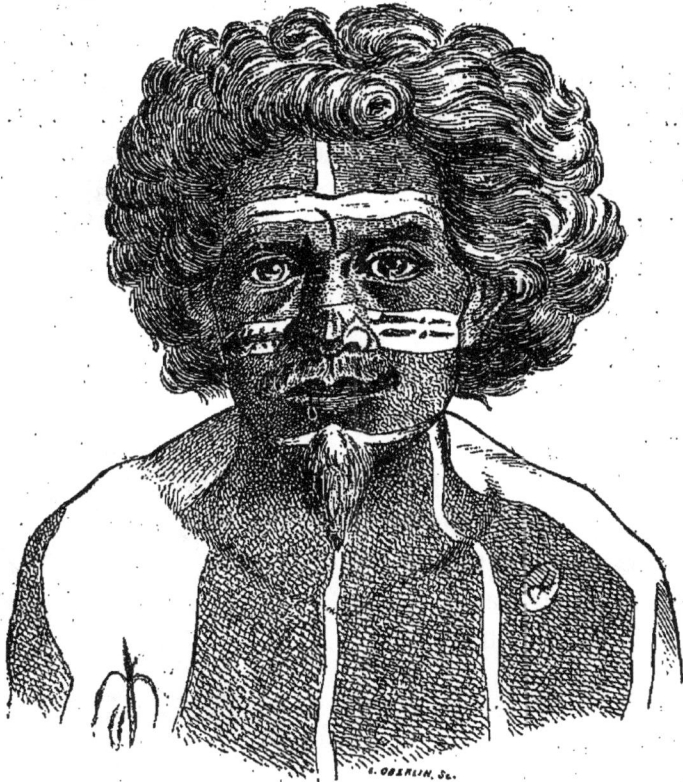

lement étendues ; la dernière a la prétention de représenter un cent-pieds où des dents de requin. Cette variété du tiapu est désignée sous les noms de *véhi* et de *niho péata* [1]. Souvent aussi deux rectangles, dont les bords verticaux sont séparés sur la ligne médiane par un intervalle de quelques millimètres, coupent la partie supérieure de la région frontale. A ce niveau, la présence d'un seul rectangle constitue la seconde variété du tiapu nommé *pahêtaka* (chapeau d'un côté).

Les tatouages pahêké et tiapu ne sont pas les seuls qui ornent le visage des Marquisiens ; on distingue aussi les tatouages *hia moé* (œil qui dort), *aha polili* (bouche en rond, boucle), *aha hépo* (bouche sale, terreuse), etc. Le premier consiste en

---

[1] *Véhi* signifie cent-pieds ; *niho péata*, dent de requin.

un carré encadrant l'un des yeux ; le second est représenté par un cercle entourant la bouche et le troisième par la bande inférieure du tiapu.

Au visage, les femmes ne se font tatouer que les lèvres ; plusieurs même refusent aujourd'hui de sacrifier à cet usage. Ce tatouage, nommé *ko-niho* (fausses dents) consiste en 4 ou 5 lignes bleuâtres, distantes d'un centimètre à peu près et coupant normalement les deux lèvres dans toute leur hauteur. Il ajoute à la physionomie des femmes un petit air dédaigneux qui n'est pas sans charme. Chez quelques-unes d'entre elles le lobule de l'oreille et la région mastoïdienne sont, en outre, agrémentés de légers dessins, de rosaces qui ont fait donner à ce tatouage le nom de *vi-puaïka* (tourner l'oreille).

b. *Tatouages des membres supérieurs*. — A la main, les figures défient toute description. Elles se composent le plus souvent de lignes droites agencées de mille façons différentes, reliées quelquefois entre elles par des lignes courbes, formant un tout à peu près symétrique et comparable aux dessins de soutache. Une main dont la face dorsale est complètement tatouée depuis le poignet jusqu'à l'extrémité des phalangettes est désignée sous le nom d'*Ima-tiki* (main tatouée). Quand une partie de cette région est privée de dessins, soit au niveau des doigts, soit au niveau de la main, ce tatouage inachevé prend le nom d'*Ima-vaha* (main levée); il indique un brusque mouvement de retrait pendant l'opération, un refus formel du patient à se soumettre plus longtemps à l'ardeur de l'artiste, refus mo-

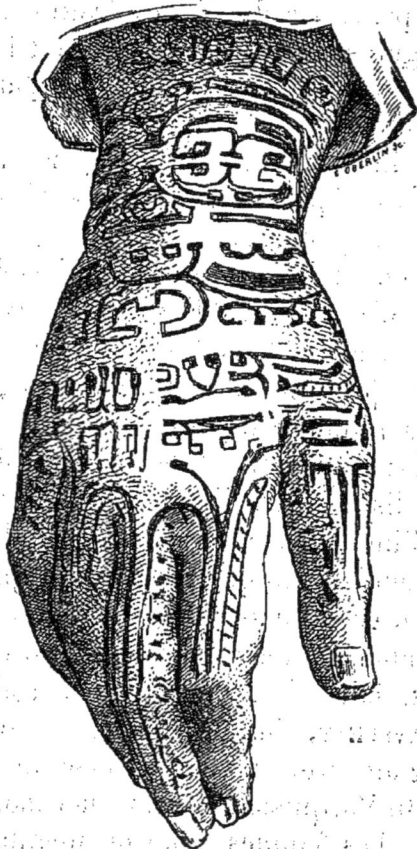

tivé par la douleur atroce résultant de piqûres nombreuses
au niveau d'une région riche en filets nerveux. Aussi n'est-
ce point sans un sentiment de légitime orgueil que les Marquisiennes, plus fières de ce tatouage que les hommes, montrent aux curieux les beaux dessins qui les gantent à leur manière ! J'ai dit que la face palmaire de la main n'était plus tatouée de nos jours ; il paraît qu'autrefois il n'était pas très rare
de rencontrer des dessins à ce niveau ; j'ai, d'ailleurs, constaté
le fait chez plusieurs naturels de l'Océanie centrale.

Ordinairement les fines dentelles de la main se continuent
jusqu'à l'union du tiers inférieur avec les deux tiers supérieurs
de l'avant-bras qu'elles entourent à la façon d'un bracelet.
Plus haut, les dessins sont beaucoup moins déliés ; ce sont des
figures géométriques variées : carrés, triangles, losanges, rectangles plus ou moins allongés, cercles concentriques, etc.,
séparés par des lignes droites, courbes, brisées ou ponctuées,
figures dont les parties sont le plus souvent symétriques et
correspondent à des dessins pareils situés sur le membre du
côté opposé.

En considérant, d'une part la régularité de ces arabesques,
d'autre part la simplicité des instruments qui les ont produites,
on ne peut s'empêcher d'admirer l'habileté de l'opérateur auquel on donne alors volontiers les qualités d'un artiste.

L'arrivée des Européens aux Marquises n'a fait qu'apporter
de fâcheuses modifications au tatouage. Avec l'écriture, connue
de presque tous les naturels, s'est introduite une coutume
regrettable au point de vue du beau. Sur la face antérieure
des avant-bras et des bras s'étalent maintenant, à la place des
jolis dessins, d'immenses lettres majuscules en gros caractères
d'imprimerie, lettres assez mal formées en général et dont la
réunion indique les noms et prénoms de l'individu lui-même
ou ceux de personnes aimées. La seule originalité qu'offre ce
tatouage nouveau consiste en ce que la lecture des noms doit
se faire de droite à gauche ; ainsi les mots suivants : OHOUOH
AVEUHAT, lus de gauche à droite, ne signifient rien ; lus, au
contraire, en sens inverse ils indiquent le nom et le prénom
du Marquisien TAHUEVA HOUOHO.

Les femmes, dont les membres supérieurs ne présentent que
de rares dessins, affectionnent tout particulièrement ce genre
de tatouage qui leur permet de graver en caractères plus indé-

lébiles que leurs souvenirs les noms de leur époux temporaire
et ceux de leurs amants. Ces derniers étant en général très
nombreux, leurs noms quelquefois d'une grande longueur et
les lettres immenses, il en résulte que la surface représentée
par la partie antérieure des bras et des avant-bras est bientôt
occupée par ces vilains caractères.

Ainsi que sur les autres parties du corps, chaque dessin du
membre supérieur a une signification particulière. Il serait impossible d'énumérer les milliers de dénominations se rapportant aux diverses variétés
de tatouages et je crain-
drais d'en altérer le sens.
Je dirai pourtant que le tatouage de la partie antéro-
inférieure de l'avant-bras
se nomme *Apihao*, celui de
la partie antéro-supérieure
Ipuoto; celui du bras *Ima-
oka*, celui du scapulum
moé-moé : il représente une
épaulette, celui du creux
axillaire *katou*, etc. Ce dernier, qui exige une épilation préalable, était en
grand honneur autrefois
chez les Marquisiens. Dans
l'action de danser et de
battre le tam-tam il était
montré avec orgueil par
les naturels qui ne man-
quaient point de lever leurs
bras aussi haut que possible afin de prouver aux assistants que cette région
n'avait pas été plus épargnée que les autres.

c. *Tatouages des mem-
bres inférieurs.* — Ce que
je viens de dire à propos des membres supérieurs est applicable
en partie aux membres inférieurs. La face dorsale des orteils et

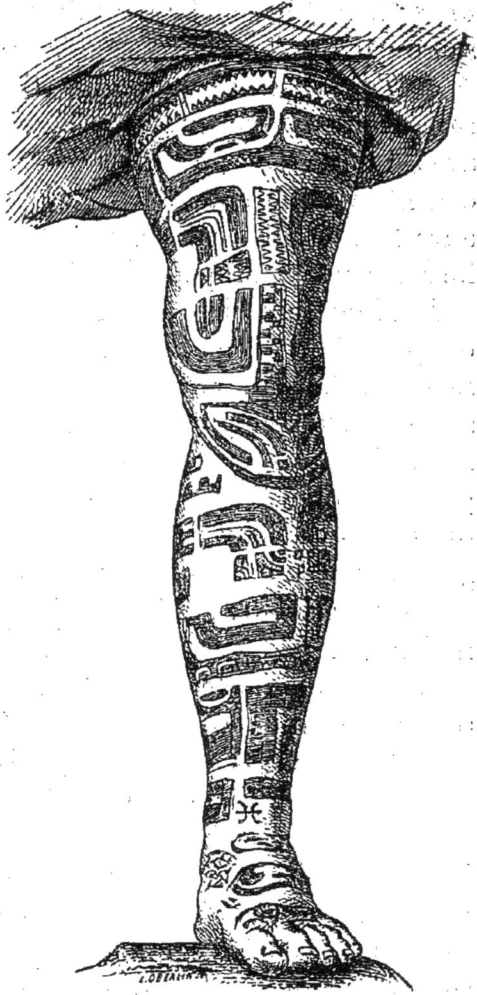

du pied, chez les femmes surtout, est agrémentée de dente-
lures analogues aux régions correspondantes de la main; den-
telures remontant au-dessus de la cheville et rappelant des bas
percés à jours. Les figures géométriques représentant des
triangles, des carrés, etc., ne se voient ordinairement que sur
les faces interne, externe et postérieure des jambes et des
cuisses, presque jamais à la face antérieure où l'on remarque
des dessins qui, ne pouvant être comparés à rien seront tout
simplement décrits au moyen de la photographie ci-dessus.

Le tatouage de la région fessière est nommé *kohéta;* chez
un petit nombre de femmes du groupe du sud-est il est représenté par des figures ressemblant à des feuilles de fougère.

d. *Tatouages du tronc.* — On voit encore aujourd'hui de
rares indigènes ayant passé la soixantaine et qui font admirer
avec vanité les spirales ou les anneaux effacés à demi qui
ornent les différentes parties de leur tronc. Ce tatouage antique
aura bientôt disparu car il est actuellement remplacé par de
larges bandes indiquant la décadence de l'art.

La région antérieure du tronc, chez les Marquisiens adultes,
est plaquée de deux longs rectangles verticaux ayant 12 centimètres de largeur environ, s'étendant de la clavicule au bassin,
séparés, sur la ligne médiane, par un intervalle de quelques
millimètres seulement. Ces bandes sont quelquefois interrom-
pues par une, 2 ou 3 raies horizontales de peau saine ayant
un travers de doigt de largeur. On voit aussi les longs rectangles se continuer au-dessus de la clavicule et remonter sur la
partie antéro-latérale du cou jusqu'au rebord de la mâchoire
inférieure.

Les régions postérieure et latérale du tronc (V. fig. de l'autre page) sont occupées par 3 ou 4 bandes obliques de haut en
bas et de dedans en dehors, suivant la courbure des côtes.
L'extrémité antérieure de ces bandes est souvent agrémentée
de dessins ressemblant à ceux de la partie antérieure de la
jambe ou bien à ceux que j'ai décrits à la face dorsale des
mains. A la place des larges bandes obliques on en voit quelquefois de moins grandes; plus nombreuses alors, elles
zèbrent magnifiquement le thorax.

Au tronc, les femmes ne sont que très peu tatouées. Il n'est
point rare cependant de rencontrer, chez elles, des dessins au
niveau de la région lombaire, qui continuent ceux des mem-

bres inférieurs. Quelques Marquisiennes, obéissant à un caprice, se font tatouer au-dessus du pénil; mais les organes génitaux

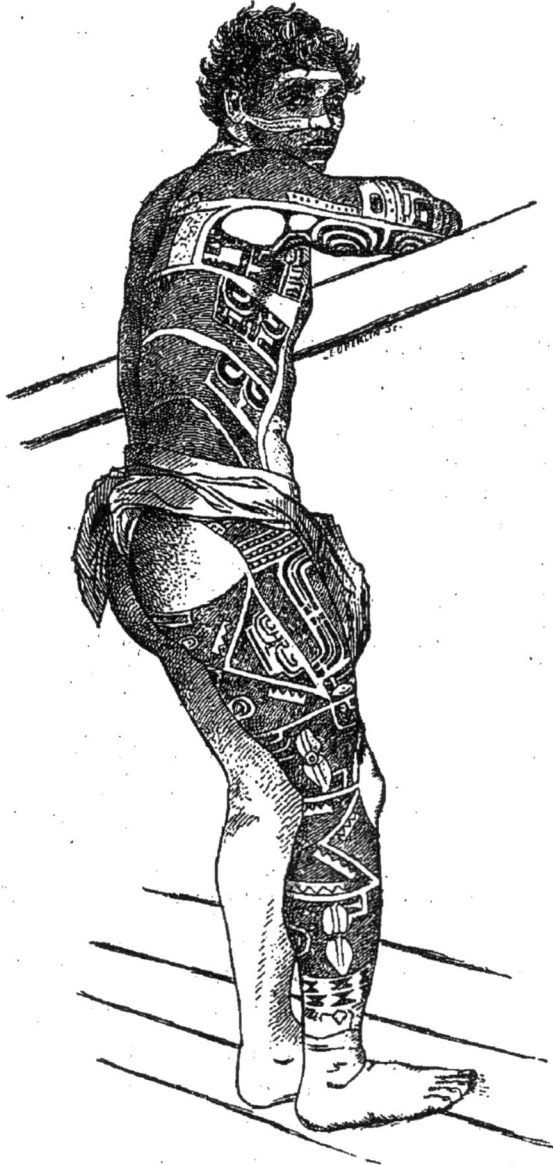

sont respectés, les *tahuas* ou prêtres les ayant déclarés *tabous*.

Pour démontrer à quel point le tatouage est en honneur aux Marquises, je rapporterai l'anecdote suivante : Un Américain, que l'on voit encore à Taïo-haé, s'éprit un jour d'une jeune fille et voulut s'unir à elle par les liens du mariage. Il ne put y réussir qu'en se soumettant aux exigences de la belle. Un beau tatouage *hia mohé*, qui lui couvre l'œil gauche et qui fait aujourd'hui son désespoir, fut le sceau de l'alliance,

Vus de loin, les naturels qui sont complètement tatoués semblent avoir des vêtements collants : à une distance moyenne, ils ont l'air de preux bardés de fer ; de près, ils ressemblent à des arlequins masqués.

Il paraît qu'au début de l'occupation française on rencontrait des naturels porteurs de dessins représentant des animaux divers. M. Radiguet, observateur consciencieux, a vu des végétaux, des poissons, des reptiles, nageant et rampant. Je puis affirmer qu'aujourd'hui ces dessins-là n'existent plus, à l'exception de quelques feuilles de fougère situées, comme je l'ai dit, à la région fessière d'un petit nombre de femmes du groupe Sud-Est[1]. Les vieillards eux-mêmes ne m'ont pas présenté les dessins signalés par M. Radiguet ; mais leur tatouage est un peu différent de celui de la génération actuelle. Il est formé d'une plus grande quantité de lignes courbes agencées avec une perfection dont les jeunes gens sont jaloux. Fiers de cet avantage, les vieillards jettent un regard dédaigneux sur les dessins d'aujourd'hui et, pour me servir d'une expression de collectionneur, semblent dire : « C'est du moderne ! »

De nombreux accidents doivent être inévitablement la conséquence de ces myriades de piqûres. Pendant mon séjour aux Marquises, j'ai eu l'occasion de constater plusieurs traces d'affections résultant du tatouage, entre autres des cicatrices plus ou moins étendues, indices de phlegmons et d'abcès, des taies cornéales et des cas de cécité survenus à la suite d'ophthalmies que les naturels eux-mêmes attribuaient aux piqûres de la région palpébrale. Voici les renseignements que j'ai recueillis de la bouche des tatoueurs :

La mort est exceptionnellement causée par leurs manœuvres ; seuls, les individus qui se font tatouer une large surface de l'enveloppe cutanée dans la même séance, sont pris d'une fièvre violente, fièvre s'accompagnant quelquefois de délire et de traînées rougeâtres dans lesquelles il est facile de recon-

---

[1] Forster (voyage de Cook) dit : les tatouages ne représentaient ni un animal, ni une plante ; mais ils consistaient en taches, en spirales, barres et échiquiers et lignes, qui offraient un aspect très bigarré.

naître une angioleucite. Presque toujours un gonflement survient au niveau des parties piquées et dans leur voisinage ; aux paupières, ce gonflement est assez considérable pour empêcher l'exercice de la vue pendant quelques jours. Bientôt les régions tatouées se recouvrent de croûtes à la chute desquelles apparaissent les dessins, sous forme de lignes bleuâtres ou plutôt ardoisées ; à ce moment, le patient n'a plus rien à craindre et peut sortir de sa case. Quand l'inflammation fait des progrès et ne cède pas aux précautions recommandées par les médecins du pays qui consistent surtout en irrigations d'eau fraîche, on voit survenir des douleurs, les traînées rougeâtres dont j'ai parlé, l'engorgement des ganglions où aboutissent les vaisseaux lymphatiques de la région malade, etc. : d'où la formation possible d'abcès et de phlegmons, de conjonctivites, de kératites et d'ophthalmies entraînant parfois la perte de la vision. Il ne serait pas surprenant que des érysipèles et même le tétanos fussent la conséquence des manœuvres du tatoueur, mais je n'ai pu me procurer à cet égard des renseignements précis.

MUTILATIONS ETHNIQUES

Entre la question des vêtements et celle-ci, j'ai cru devoir placer l'étude du tatouage qui tient de l'une et de l'autre, qui les relie naturellement : en effet, les dessins dont le corps des naturels est couvert représentent, à la fois, de véritables costumes et la principale des mutilations auxquelles ils se soumettent.

a. *Opération du phimosis congénital.* — S'il est honteux pour un Marquisien de n'être point tatoué, il est méprisable de ne pas être opéré du phimosis congénital. Un indigène qui, arrivé à l'âge de puberté, n'a pas le prépuce fendu, est un objet d'horreur ; pour les femmes surtout qui, non seulement lui refusent toute faveur, mais encore l'accablent des épithètes les plus outrageantes et les plus grossières. Je ne crois pas qu'il existe aux Marquises beaucoup d'adultes dans ce cas.

Les jeunes garçons ne sont guère opérés avant l'âge de dix ans. L'unique méthode employée n'est autre que notre incision dorsale classique. L'appareil instrumental se compose : 1° d'un canif ou d'un couteau bien tranchant. On se contentait

autrefois d'une dent de requin ou d'un éclat de bambou ;
2° d'un morceau de bois dur dont une des extrémités est taillée
en bec de clarinette L'opération se pratique en trois temps.

1er *temps*. — Il a pour but de s'assurer qu'après l'incision
la rétraction du prépuce ne sera ni trop faible ni trop forte. A
cet effet, le prépuce est tiré en avant et une ligne destinée à
guider la section est tracée avec une matière colorante quelconque. Le prépuce est alors abandonné à lui-même.

2e *temps*. — L'extrémité du morceau de bois taillée en bec
de clarinette est garnie de tapa, puis introduite entre le prépuce et le gland. Le prépuce est ramené en avant, bien étalé
sur la face convexe du morceau de bois et maintenu dans cette
position par le pouce et l'index de l'opérateur ou par un aide ;
il est alors fendu d'arrière en avant.

3e *temps*. — Il consiste à compléter la division de la muqueuse de manière à l'empêcher de former un cul-de-sac.

Un aide, placé derrière le patient, le tient solidement par
les deux bras et se charge de le maintenir dans une immobilité
complète pendant toute la durée de l'opération.

Le pansement est simple et rationnel. Il consiste dans l'application sur la plaie d'un morceau de tapa imbibé d'eau fraîche
ordinaire et dans une irrigation de quelques minutes répétée
2 ou 3 fois par jour. Un petit tube de bambou adapté à un récipient qui n'est autre chose qu'une modeste noix de coco,
laisse couler le liquide goutte à goutte sur la plaie.

Au bout de 10 ou 15 jours, quelquefois davantage, la guérison est complète et le résultat obtenu des plus satisfaisants ;
ainsi que je l'ai constaté sur un certain nombre d'individus.
Le gland est bien découvert et le prépuce sectionné n'offre
point deux lèvres pendantes et anguleuses, ainsi que cela arrive
souvent chez ceux que nous opérons par le procédé de l'incision dorsale non combinée à l'excision. J'attribue ce fait à ce
que les naturels sont opérés en bas âge et à ce que la peau et
la muqueuse ne sont pas réunies par des points de suture. La
réunion ne se faisant pas par première intention, la suppuration est assez abondante et la rétraction de la peau plus considérable.

L'opération du phimosis n'est pas une occasion de fête ; elle
ne revêt aucun caractère religieux et doit être considérée
comme une mesure exclusivement hygiénique.

b. *Allongement des nymphes*. — Un Marquisien m'ayant prié d'opérer sa femme d'un abcès situé à la partie supéro-interne de la cuisse gauche, au voisinage de la vulve, je remarquai, en explorant cette région, un allongement notable des petites lèvres. Non seulement elles dépassaient les grandes d'au moins 3 centimètres, mais encore elles semblaient plus épaisses qu'à l'état normal et leur bord libre était ratatiné. En faisant une légère traction sur ce bord, j'augmentai du double l'allongement déjà considérable des nymphes au repos. Après m'être assuré que cette disposition des petites lèvres se retrouvait chez beaucoup de Marquisiennes, plus ou moins jeunes d'ailleurs et qu'elles fussent mères ou non, j'interrogeai sur ce point un chef auquel je dois maints renseignements sur les mœurs du pays et j'appris ainsi que cet allongement était purement artificiel. Il est dû à des tractions énergiques et souvent renouvelées que les maris, par une fantaisie pour le moins bizarre, exercent volontiers.

En considérant les dimensions que les petites lèvres étalées atteignent chez les Marquisiennes adultes, je me suis demandé si l'allongement habituel de ces organes, chez certaines négresses, ne serait pas dû à des manœuvres analogues à celles que je viens de dévoiler.

c. *Massage*. — Nous verrons que, pour favoriser l'accouchement, la prêtresse ou matrone opère une sorte de massage sur la région abdominale de la patiente; que la mère a soin de malaxer les régions deltoïdienne, brachiale antérieure, fessière et jambière postérieure de son enfant, après immersion de celui-ci dans une eau fraîche et courante. A ces manœuvres s'en joignent d'autres qui, portant sur les os encore tendres du nourrisson, les déforment plus ou moins.

Pour corriger l'écrasement ou l'aplatissement du nez de leurs rejetons, les Marquisiennes compriment les os propres de cet organe entre le pouce et l'index, et cela plusieurs fois par jour. Elles sont persuadées que la faible largeur des nez européens n'est due qu'à de semblables précautions, et c'est en vain qu'on essaye de les désabuser sur ce point. Il arrive cependant que la compression ne produit qu'un effet nul ou insignifiant au niveau des ailes du nez; dès qu'elle cesse, les narines reviennent à leur forme première en vertu de leur élasticité; elles semblent alors d'autant plus divergentes que la région nasale supérieure a été davantage amincie. Cette circonstance explique, à mon avis, la remarque de certains observateurs qui ont justement signalé que le nez des Polynésiens s'élargissait *surtout* aux narines.

En dehors de cette manœuvre qui est la plus ordinaire, il en est une autre consistant à pétrir, en certains sens, le nez du nourrisson de manière à lui donner la forme de celui d'un parent affectionné. C'est peut-être à cet usage issu de la fantaisie maternelle que sont dues les variations qui seront signalées à propos des caractères descriptifs de cet organe. Il est certain que la variété de nez, dite abaissée, que l'on rencontre aux Marquises, chez de rares individus il est vrai, ne peut être attribuée qu'à des manœuvres réitérées de traction sur le lobule.

A la région crânienne, il est encore assez commun de voir employer le massage. Ainsi, les os frontal et temporal du nouveau-né sont légèrement pressés de bas en haut et d'avant en arrière par la main de la mère qui va glissant depuis les arcades orbitaires jusqu'au niveau de l'insertion des cheveux, dans le but de bien dégager la région. La partie sus-iniaque de l'os occipital est aplatie en même temps qu'est comprimée la portion de la voûte crânienne située en arrière du bregma, ce qui détermine la déformation de la tête dite *en pain de sucre* et la forte saillie de la protubérance occipitale externe, saillie que l'on sent déjà très bien sur le vivant et que l'on voit encore mieux sur la plupart des crânes marquisiens. La forme en pain de sucre de la tête est particulièrement marquée chez les enfants, mais elle disparaît en grande partie par les progrès de l'âge.

d. *Percement du lobule de l'oreille.* — Il se pratiquait jadis au moyen d'un fragment pointu d'os humain provenant, soit d'un ennemi tué dans le combat, soit d'une victime offerte à la divinité. Pour éviter l'oblitération de l'orifice, on y plaçait un cylindre de bois tout petit d'abord, de plus en plus gros ensuite, au point d'acquérir le volume du doigt indicateur ou du pouce, ce qui permettait l'introduction soit d'objets énormes en dent de cachalot, soit de véritables bouquets de fleurs ou de feuilles.

Aujourd'hui le percement du lobule est pratiqué tout simplement à l'aide d'une épine d'oranger, et le petit orifice est maintenu béant par un fil de plomb. Hommes et femmes n'utilisent, comme pendants d'oreilles, que des croissants en or très légers fabriqués à Tahiti. Le lobule n'étant plus tiraillé par un poids considérable est de moyenne dimension et n'acquiert pas comme autrefois, un développement tel, qu'il tombait, dit-on, sur l'épaule de certains élégants.

e. Scarifications. — A la mort d'un grand chef, sa veuve et les femmes de la tribu, tout en poussant des cris déchirants se tailladaient le front, les joues et la poitrine avec des éclats de bambou. Cette coutume a disparu, du moins à Nuka-Hiva: dans le groupe sud-est, les femmes sacrifient encore à cet usage et, la face ensanglantée par des scarifications profondes, se livrent à des scènes de désespoir à l'occasion des funérailles de leurs parents[1].

f. Épilation. — On sait qu'elle se pratique surtout chez les peuples dont le système pileux est peu développé. Les Marquisiens ne font point exception à cette règle générale, et bien que l'épilation soit moins commune aujourd'hui qu'autrefois, on rencontre cependant bon nombre de naturels des deux sexes à peau glabre au niveau des régions axillaire et sus-pubienne. Les femmes ont plus souvent recours à l'épilation que les hommes: les poils sont généralement arrachés au creux axillaire et coupés ras au pubis. Cette opération se faisait jadis au moyen de deux cailloux tranchants; les ciseaux ont remplacé de nos jours ces instruments imparfaits. Pour se soustraire à la douleur provoquée par l'arrachement des poils, les jeunes filles ont, paraît-il, au moment où s'établit la puberté, l'habitude de se frictionner le creux axillaire avec le cœur du fruit à pain. Cette sorte de pâte épilatoire ne serait efficace qu'après avoir subi un commencement de fermentation.

OCCUPATIONS JOURNALIÈRES

On ne cesse de répéter sur tous les tons que les Marquisiens sont oisifs, paresseux, incapables même d'exécuter le moindre travail. Cette opinion n'est pas seulement exagérée : elle est injuste. Habitant un pays où la nature a prodigué ses dons, où

[1] Les mutilations sont plus sérieuses dans certaines îles de la Polynésie. J'ai vu plusieurs femmes, entre autres la reine de Wallis, privées de leurs petits doigts.

le sol produit sans culture, dont les côtes sont baignées par une mer qui lui fournit à profusion des ressources inépuisables, l'indigène a sous la main tout ce qui peut assurer son existence. Il n'en est pas moins vrai qu'il est obligé de fournir une certaine somme de travail pour subvenir à ses besoins journaliers. La cueillette des fruits à pain et des cocos, la préparation des mets, la confection du four et du feu, l'édification et l'entretien de sa demeure, la fabrication de la tapa, les soins assidus donnés aux enfants, enfin ces mille riens qui nous semblent puérils et qui, pour lui, sont indispensables : ablutions fréquentes, détails de toilette, visite aux parents et aux voisins, voilà bien des sujets d'occupation qui ne permettent pas au Marquisien de rester inactif. La pêche, en particulier, lui fournit une occasion de manifester son activité ; il en sera question dans une autre partie de ce travail. Loin donc de me ranger à la manière de voir générale, j'inclinerais plutôt à penser que les indigènes n'aiment point à demeurer inoccupés, abstraction faite des heures les plus chaudes de la journée qui les invitent à ce *far niente* presque indispensable aux habitants des régions équatoriales.

Ce qui contribue surtout à donner aux Européens la mauvaise opinion qu'ils se forment à l'endroit des Marquisiens, c'est le peu d'empressement de ces derniers à se soumettre à un travail qui n'a pas directement trait à leurs habitudes quotidiennes. Il est certain que, malgré les offres de rémunération qui leur sont faites, les indigènes refusent ordinairement de s'associer aux entreprises des colons ou des commerçants. Mais il est juste d'ajouter qu'ils se prêtent avec la meilleure grâce du monde aux travaux d'utilité publique ; dans ce but ils offrent leur concours désintéressé, se rendent très volontiers à l'appel du Résident ou de leur chef de district et, pour peu que la question d'amour-propre intervienne, on les voit exécuter des travaux pénibles et de longue haleine, tels que l'édification des maisons d'école, des églises ou des temples, la confection des routes, etc.

FÊTE DES MORTS

Les événements extraordinaires deviennent pour eux une occasion de fêtes ou *koikas*; cependant elles ont aujourd'hui beaucoup perdu de leur importance. Vouloir les décrire, chacune en particulier, serait s'exposer à des redites inutiles, car elles se ressemblent toutes plus ou moins. Nous connaissons déjà la cérémonie à laquelle donne lieu le tatouage. La récolte des méis, la naissance d'un personnage, etc., sont toujours célébrées publiquement.

De toutes les cérémonies marquisiennes, il n'en est pas de plus importante que la fête des morts. Malgré l'influence des missionnaires qui ont, en apparence du moins, converti au christianisme la grande majorité des naturels, les usages anciens se sont en partie conservés, de sorte que les rites sacrés et profanes s'associent de la façon la plus étrange, imprimant aux cérémonies funèbres un cachet spécial.

Aujourd'hui, les règlements, basés sur des considérations de salubrité publique, ordonnent l'enterrement à bref délai des cadavres, dans des terrains déterminés. Il y a peu de temps encore, les indigènes agissaient à leur guise ; aussi les renseignements que j'ai recueillis au sujet de la manière dont ils traitaient et disposaient les morts sont-ils d'autant plus précieux à enregistrer qu'ils ne seront peut-être plus fournis par les générations à venir.

On peut dire que les cérémonies funèbres commençaient à partir du moment où le malade était agonisant jusqu'au jour où ses restes étaient transportés au lieu de sépulture, intervalle énorme qui comprenait ordinairement une année, quelquefois davantage.

Quand la sorcière qui soigne le malade a déclaré que tout espoir est perdu, les membres de la famille, unis aux voisins, entourent le moribond et lui expriment les regrets qu'ils éprouvent. Ils cèdent ensuite la place à des femmes, véritables pleureuses qui s'accroupissent au chevet du patient. Les cheveux épars, elles agitent lentement un éventail au-dessus de sa tête, en même temps que, sur un ton qu'elles s'efforcent de rendre aussi lugubre que possible, elles poussent des gémissements entrecoupés de sanglots. Pour bien montrer leur douleur, elles font semblant d'essuyer une larme absente ; ou bien encore, utilisant le puissant avantage que la nature a dévolu au beau sexe en lui permettant de sécréter à volonté des pleurs, elles en répandent véritablement. Il est certain que ces personnages n'éprouvent aucune émotion ; ce sont des voisines remplissant un rôle qui leur rapportera un cadeau quelconque, cadeau représenté le plus souvent par un volumineux morceau de cochon cuit. Il est curieux de les voir, une fois remplacées par d'autres pleureuses qui continuent la tragi-comédie, se mêler à la foule, fumer la pipe, chanter, rire ou converser allègrement, sans se soucier du moribond qui est condamné, jusqu'au moment où il rend le dernier soupir, à entendre et les lamentations des infatigables commères et les entretiens bruyants des spectateurs.

Assistant un jour à une scène de cette nature, je fis observer aux indigènes que ce contraste étrange devait suggérer au mourant des réflexions pour le moins bizarres, et qu'il n'était guère humain de troubler ainsi ses dernirs moments. Mon observation détermina dans l'assemblée un immense éclat de rire que mes gestes désespérés ne firent qu'accroître ; en cet instant, les cris de désolation des pleureuses augmentèrent d'intensité. Avaient-elles l'intention, par là, de couvrir la voix des voisins, ou n'était-ce qu'un ingénieux moyen de se soustraire à l'hilarité générale? C'est ce que j'ignore encore aujourd'hui. Cependant un des naturels m'affirma que, loin d'être impressionné désagréablement par tout cet appareil, le mourant était au contraire on ne peut plus satisfait d'entendre les lamentations et les paroles de regret qui lui étaient adressées.

Le rôle des pleureuses commence d'ordinaire au moment où l'on suppose que le malade est sur le point de trépasser ; mais il arrive assez souvent que les meilleurs calculs sont déjoués. J'ai vu une jeune fille résister pendant trois jours : or, les scènes de désespoir ne discontinuèrent pas autour d'elle durant ce laps de temps considérable.

Le malade meurt[1]. Aussitôt on lui met ses vêtements les plus précieux, ses parures les plus riches. Sa tête est ornée d'un casque en écaille de tortue, d'une couronne en dents de marsouins ou de tout autre objet, le tout surmonté d'un plumet fait de barbes de vieillards. Il est ensuite exposé au milieu de

---

[1] Quelquefois il meurt étouffé. En voici la raison : convaincus que l'âme réside dans le souffle et qu'elle s'efforce d'abandonner le corps, les Marquisiens cherchent un instant à la retenir, à l'empêcher de s'échapper, en appuyant fortement la main sur les orifices de la bouche et du nez. Mgr Dordillon, évêque de Taiohaé, parvint à sauver la vie à une malheureuse femme en écartant les personnes qui l'étouffaient. On la croyait sur le point de trépasser alors qu'elle n'était que dangereusement malade.

la case, la partie inférieure de son corps enseveli sous des flots de tapa.

La nouvelle de sa mort, bien vite répandue dans toute l'étendue du district, détermine une affluence énorme de naturels qui envahissent la maison du défunt et s'apprêtent à la fête. Elle est aujourd'hui bien abrégée par les exigences des règlements administratifs.

Le cadavre est toujours flanqué d'un certain nombre de pleureuses qui se relèvent et continuent les scènes de désolation dont je viens de parler, tandis que les spectateurs vont et viennent dans la chambre mortuaire, causant et fumant la pipe. Sous la vérandah sont disposés des plats remplis de popoï, des cochons dépecés et cuits par les soins de la famille pour apaiser l'estomac complaisant des amis.

Aux approches de la nuit, des lampes sont allumées en grand nombre afin d'éclairer la pièce où gît le cadavre. Alors s'organisent des danses accompagnées de chants et soutenues par le bruit du tam-tam, ce qui n'empêche pas les pleureuses de gémir à qui mieux mieux.

Les choses vont ainsi jusqu'au lendemain, jour de l'enterrement. Si le mort appartient à la religion catholique, il est conduit à l'église et, de là, au cimetière, escorté par la foule et les membres du clergé.

On voit que, malgré les modifications apportées aux usages des Marquisiens par les missionnaires, il est à peu près constant que les indigènes se soustraient partiellement à l'ordre des cérémonies religieuses, ou du moins qu'ils les accompagnent de démonstrations se rapportant à leurs anciennes coutumes. C'est ainsi qu'à Taïo-haé même, résidence de l'évêque, aussitôt après la mise en terre d'un naturel, on vit dernièrement une femme, proche parente du défunt, gesticuler comme une folle devant le clergé et s'adonner à une danse profane autour de la fosse.

A l'origine de l'occupation française et dans les premières années qui la suivirent, les fêtes organisées en l'honneur des morts étaient autrement importantes. Leur splendeur était en raison directe du rang occupé par le défunt dans la hiérarchie sociale. Le décès d'un chef devenait l'occasion de manifestations dégénérant en orgies. Non seulement on l'affublait de ses ornements les plus précieux, mais encore on disposait

autour de lui ses armes, les chevelures ou les têtes des ennemis qu'il avait frappés, tous les objets en un mot qu'il affec
tionnait durant sa vie. Une prêtresse ou sorcière, en costume
d'apparat, conduisait le chœur des pleureuses et vantait les
exploits du guerrier, rappelant ses hauts faits et les particularités de son existence. Tous les spectateurs étaient d'ailleurs
munis de leurs plus brillants atours : les hommes en costume
de guerre, les femmes enveloppées de monceaux de tapa, la
tète ornée de plumes ; tous enduits de monoï et du suc de
l'éka.

Nuit et jour, au son du tam-tam, s'agitait la foule des danseurs. Excités par de copieuses libations, repus de viandes et
d'aliments variés que la famille du défunt mettait à l'entière
disposition des assistants, ceux-ci se livraient à des obscénités
de toute nature. La chambre mortuaire, éclairée durant la nuit
par des torches fumeuses, transformée en véritable tabagie,
retentissait à intervalles réguliers des cris de la multitude. On
faisait, en s'adressant au cadavre et en gémissant, des réflexions
insensées sur l'impossibilité où il se trouvait maintenant d'agir
comme par le passé, lui rappelant les actes les plus intimes
de la vie conjugale. Entre temps, les femmes se déchiraient le
visage et la poitrine avec des éclats de bambou.

Ces débauches duraient plus ou moins longtemps ; elles se
poursuivaient jusqu'à l'entier épuisement de la victuaille, victuaille excessive parfois si l'on considère que la mort de certains chefs était accompagnée de véritables hécatombes d'animaux divers, parmi lesquels le porc figurait en première
ligne.

J'arrive maintenant à la description de la manière dont
était traité le cadavre. Son exposition durait ordinairement
48 heures. Quand la décomposition était imminente, ce qui
était révélé par la formation de gaz et le ballonnement abdominal, on dépouillait le mort de ses parures et on le plaçait
dans une pirogue. Afin de manœuvrer à l'aise et pour se ména-
ger un nettoyage facile, il était maintenu sous les aisselles par
une traverse de bois aboutissant à 2 montants hauts de 50 centimètres environ et fixés sur les bords de la pirogue. De cette
façon, le tronc du cadavre était à peu près maintenu dans la
verticalité, formant un angle obtus avec les membres inférieurs étendus horizontalement. Deux personnes, deux parentes,

étaient toujours employées à le frictionner de monoï et du suc de plantes aromatiques parmi lesquelles le curcuma tenait la première place. Elles n'avaient aucun commerce avec les autres membres de la famille et prenaient leurs repas à part sans jamais se laver les mains. La sérosité, les lambeaux épidermiques et les produits de la décomposition cadavérique étaient soigneusement recueillis dans des plats en bois ou kokas, puis transportés au lieu de sépulture. Peu à peu les organes abdominaux s'éliminaient par le rectum. Les frictions étaient continuées jusqu'à la momification du corps ou du moins son amoindrissement par dessiccation, ce qui comportait un laps de temps d'environ 2 mois. Alors le cadavre était couché dans la pirogue, bien ficelé au moyen de bandelettes de tapa, recouvert par cette étoffe, puis fixé tout près de la toiture de la maison par de solides traverses sur lesquelles reposait le cercueil. Il arrivait aussi que des cases mortuaires, ouvertes à tous les vents, étaient édifiées au voisinage des habitations ; on y disposait les cadavres et l'on formait de la sorte un véritable cimetière aérien. Malgré la momification du corps, il finissait par s'altérer à la longue.

Alors se réunissait un conseil de famille où chacun émettait son avis sur la conduite à tenir. Suivant l'opinion prédominante on agissait de plusieurs façons. Tantôt la tête était conservée dans la maison commune et devenait un objet de respectueux égards, tandis que les ossements étaient enfouis dans un monument funéraire ; tantôt on lui assignait, comme lieu de repos, l'endroit le plus escarpé de la montagne : elle était placée sur une roche et nullement garantie contre les intempéries des éléments ; tantôt enfin la pirogue était déposée dans une grotte inaccessible aux animaux et difficilement abordable pour les naturels eux-mêmes. L'entrée de cette grotte était murée.

Les crânes des *tahuas* ou prêtres et ceux des chefs étaient placés dans une case mortuaire édifiée sur un *paépaé tabou*. D'ailleurs, tous ces lieux de sépulture étaient protégés par le tabou dont la violation par les étrangers entraînait aussitôt la peine de mort. Mais en temps de guerre, le tabou n'était plus respecté par les vainqueurs dont les plus glorieux trophées comprenaient et les têtes tranchées des vaincus et les crânes volés un peu partout. En prévision de cette éventualité, les naturels songeaient à mettre à l'abri ces précieuses reliques avant d'aller au combat. Les uns, désireux de retrouver les crânes des leurs après la conclusion de la paix se servaient de cachettes introuvables ; les autres, obéissant à des considérations d'un autre ordre, s'emparaient des crânes que recélaient les lieux sacrés et, se rangeant en cercle autour d'un précipice, le dos tourné du côté de l'abîme, les lançaient par dessus leur épaule gauche [1].

Les différentes manœuvres que je viens d'indiquer à propos de la façon dont étaient traités et disposés les cadavres s'accompagnaient d'autres soins qui, sans être aussi importants, n'en sont pas moins dignes d'intérêt. Les Marquisiens sont persuadés que l'âme des défunts n'abandonne définitivement le corps qu'environ 2 jours après le décès. Cette âme, fluide ou souffle, invisible d'ordinaire, douée de propriétés spéciales, entre autres de la faculté de se transporter en un instant d'un endroit à un autre et de pénétrer partout sans effort, rôde autour des habitations, surveillant les actes de chacun, prête à agir en amie ou en ennemie, suivant la façon dont on se comporte à son égard et à celui du corps qu'elle vient d'abandonner. Aussi les attentions ne faisaient-elles point défaut au cadavre. En dehors de celles que nous connaissons, je signalerai la singulière coutume qui consistait à lui offrir de la nourriture. La popoï et les meilleurs morceaux, soigneusement renfermés dans des feuilles de bananier, étaient suspendus aux bords de la pirogue et renouvelés fréquemment. Ces prévenances, continuées encore après le transport du cadavre au lieu de sépulture, devenaient de plus en plus rares à la longue ; on finissait même par ne plus songer à lui, si ce n'est dans certaines circonstances, par exemple à l'occasion du décès d'un voisin ou de l'anniversaire du mort.

SACRIFICES

Les cérémonies funèbres prenaient un caractère autrement important lorsqu'il s'agissait de la mort d'un chef ou d'un tahua. Ces

---

[1] On voit que les Marquisiens considèrent le crâne comme la partie essentielle du squelette ; à peine s'occupent-ils des autres os. J'ai eu à prendre une foule de précautions pour me procurer la collection de crânes nécessaires à mes études.

derniers étant d'une essence divine et par conséquent bien plus exigeants, on ne pouvait apaiser leurs mânes qu'en leur sacrifiant une ou plusieurs victimes humaines. Aussi la mort d'un personnage illustre devenait-elle un sujet de terreur pour les voisins. Malheur à celui qui, s'écartant de ses compagnons, tombait dans le guet-apens tendu par les naturels de la tribu à laquelle appartenait le défunt ! A défaut d'hommes, ces derniers s'emparaient par la force ou la ruse des enfants et des femmes des voisins, à moins que le grand-prêtre n'exigeât des individus particulièremeut réclamés par la divinité. Les sacrifices devant être accomplis à une époque déterminée, les victimes étaient prises parmi les gens de la tribu, lorsque la chasse aux environs n'avait pas été suivie de succès, ce qui n'arrivait que bien rarement. Conduit au lieu du supplice, le patient ne montrait, d'ordinaire, aucun signe de faiblesse ; il était fier quelquefois de remplir un rôle aussi grand. Habituellement surpris à l'improviste, il était tué sans s'en apercevoir ; ensuite, couché sur une pierre analogue à celle dont se servaient nos anciens druides, son sang était recueilli dans des trous en forme de godets pratiqués à la face supérieure de cette pierre et servait à la confection de médicaments à vertus puissantes[1]. Le cadavre, cuit en entier sur des galets rougis au feu, était dépecé : les akaïkis, les tahuas et les moas[2] étaient seuls admis à l'horrible festin, chacun d'eux recevant les morceaux consacrés par l'usage. La calotte crânienne de la victime, embellie plus tard par des sculptures ressemblant aux dessins du tatouage, servait de récipient aux indigènes privilégiés qui buvaient le kava dans cette tasse étrange.

Les sacrifices humains n'avaient pas lieu seulement à l'occasion de la mort d'un chef. Nous verrons que l'on immolait des victimes pour accélérer la délivrance d'une cheffesse. La violation de certains tabous, la satisfaction d'une vengeance, la capture de guerriers ennemis, l'apaisement de la colère divine, une déclaration de guerre, la célébration de la paix, toutes ces circonstances et bien d'autres encore étaient précé-

[1] On voit encore aujourd'hui, disséminées dans quelques vallées (j'en ai rencontré 2 à Nuka-Hiva) les pierres servant jadis aux sacrifices ; ce sont d'énormes roches plates creusées de 2 ou 3 trous pouvant contenir chacun 1 demi-litre de liquide en moyenne.
[2] Akaïki, chef ; tahua, prêtre ; moa, vieillard important, poule ?

dées, accompagnées ou suivies de sacrifices. Dans certains cas, les gens de qualité inférieure étaient admis aux repas de chair humaine, par exemple à ceux dont les prisonniers de la tribu ennemie faisaient tous les frais. Les crânes de ces malheureux étaient le plus souvent fracturés d'un violent coup de casse-tête ; les nombreux morceaux, recueillis et grattés, puis réunis et soudés de façon à reconstituer les crânes, devenaient de précieux trophées à l'usage des chefs.

Lorsqu'un sacrifice était accompli en l'honneur de la divinité, la victime n'était point mangée, mais, suspendue par un hameçon traversant l'une des joues ou le palais à une branche d'arbre, on la laissait se putréfier à l'air libre.

Les tahuas avaient qualité pour décréter la mort; ils réclamaient des victimes pour les prétextes les plus frivoles, prétendant obéir aux ordres divins. Souvent ils désignaient la personne qui devait être immolée. En réalité, la vengeance était le principal mobile de toutes leurs actions; alliés aux chefs par les liens de la parenté ou par ceux de la solidarité fonctionnelle, ils usaient de l'immense autorité dont ils étaient investis pour faire disparaître ceux d'entre les naturels qui devenaient gênants. La politique et la religion se prêtant ainsi un mutuel concours, le pouvoir des chefs était immense, et l'on s'étonne de voir certains auteurs émettre un avis contraire. Quoi de plus tyrannique, par exemple, que cette institution du *tabou* que nous verrons dans la suite et qui ne pouvait être prononcé que par les tahuas et les chefs? Quoi de plus significatif que ces traîtres enlèvements de gens inoffensifs appartenant presque toujours à la tribu la plus faible, enlèvements ordonnés par les prêtres qui s'autorisaient de leurs prétendues relations avec la divinité pour expliquer leur conduite? En somme, ces manœuvres n'avaient qu'un but : irriter les voisins et, par là, provoquer une guerre toujours profitable au plus fort.

GUERRE

A défaut de vengeances ou de rancunes à satisfaire, on invoquait les prétextes les plus futiles pour en venir aux mains. Je le répète, le rôle des tahuas était considérable en pareille matière. Il suffisait que l'un d'eux interprétât un songe ou découvrît un certain sens à des paroles qu'il affirmait avoir entendues de la bouche même d'un dieu pour que tous les hommes de la tribu s'apprêtassent au combat. Aussi l'état de paix n'avait-il qu'une durée bien éphémère dans les différentes îles de l'archipel, en raison du grand nombre de peuplades qui les habitaient et qui ne manquaient pas de griefs pour engager la lutte. Cependant la guerre n'avait pas toujours lieu entre tribus voisines ; 2 ou 3, ayant à sauvegarder des intérêts communs, s'unissaient assez fréquemment pour marcher à l'ennemi. Tels étaient, à Nuka-Hiva, les Taioas, les Happas et les Téis, dont l'alliance était surtout dirigée contre les farouches naturels de la vallée de Taïpi-Vaï.

Avant de commencer les hostilités, le principal chef convoquait en assemblée tous les notables. Chacun émettait son avis sur la conduite à tenir et ce n'est qu'après une entente parfaite entre les orateurs que l'on prenait une décision, désormais irrévocable. Cette décision était notifiée sur-le-champ aux guerriers qui, par tempérament, l'acceptaient toujours avec enthousiasme. Afin d'enflammer leur courage, les tahuas ne manquaient point de communiquer les révélations favorables qu'ils prétendaient tenir de la divinité, bien certains de fournir, en cas d'échec, une explication qui, loin d'ébranler leur crédit, ne faisait que l'accroître. Mais là ne se bornait pas leur rôle. Avant d'informer l'ennemi de la décision prise par le conseil, ils immolaient une ou plusieurs victimes humaines au dieu de la guerre pour le mettre dans les intérêts du parti ; d'autres victimes, d'ailleurs, lui étaient promises après la victoire.

Le sacrifice accompli, tous les hommes adultes couraient aux armes et revêtaient le costume de guerre. Le chef principal se distinguait par la richesse de ses parures. Sa tête était ornée du *tavaha*, sorte de diadème en éventail formé de plumes de coqs et surmonté de barbes de vieillards ou des longues rectrices du phaéton ; à ses oreilles pendaient de volumineux objets en dents de cachalot, remplacés quelquefois par des plaques de bois, ovales et blanchies à la chaux, qui masquaient le pavillon de l'oreille au-devant duquel elles étaient fixées. Un hausse-col fait d'une écaille d'huître perlière brillait de tout l'éclat de la nacre, immobilisé par un collier de dents de marsouins. Un manteau de chevelures recouvrait ses épaules ; ses cou-de-pieds et ses poignets étaient également garnis de touffes de cheveux; enfin des crânes, précieux trophées rappelant une victoire ancienne, pendaient à sa ceinture. Armé d'un long casse-tête en bois de fer, agrémenté de dessins parmi lesquels on distinguait les images de Tiki, le chef offrait un aspect imposant. Le costume des autres guerriers n'était pas aussi riche; il se composait surtout de chevelures entourant les poignets et les chevilles; plusieurs même étaient complètement nus ou plutôt se contentaient du hami. Mais tous étaient, des pieds à la tête, enduits du suc de l'éka, ce qui faisait ressortir les dessins de leurs magnifiques tatouages.

Alors commençait la danse de guerre. Elle débutait par une sorte de psalmodie grave accompagnée de mouvements cadencés: peu à peu l'animation prenait un caractère farouche et les guerriers, surexcités par le bruit du tam-tam et des conques se livraient bientôt à des mouvements désordonnés, gesticulant et se frappant le côté gauche de la poitrine avec la main droite, exécutant d'horribles grimaces, hurlant et brandissant leurs armes; ils arrivaient ainsi par degrés au paroxysme de la fureur et demandaient à marcher au combat [1]. Prenant part à l'excitation des guerriers, les femmes se dépouillaient de leurs vêtements et, les cheveux épars, exécutaient de leur côté des danses obscènes. Venait enfin le moment ou un héraut, porteur d'une sorte d'enseigne en tapa, s'avançait au-devant de l'ennemi pour lui notifier la déclaration de guerre.

D'après ce qui précède, on doit s'attendre à voir les guerriers, ivres de rage, se ruer les uns sur les autres et s'engager dans une mêlée sanglante. Il n'en était point ainsi, du moins dans le plus grand nombre des cas. Les deux armées en présence, séparées par un vallon, restaient quelquefois des journées entières à s'observer. Il arrivait cependant que le chef ou l'un des guerriers, se portant à une certaine distance au-devant de l'ennemi, provoquait un adversaire en combat singulier. Gesticulant et gambadant, il brandissait son arme et s'efforçait d'irriter l'ennemi par le récit de ses anciennes prouesses ou bien encore en lui décochant des épithètes outrageantes. Ce dernier moyen ne manquait que rarement le but. Les gens des camps opposés se contentaient de suivre des

[1] La danse de guerre est à ce point capable d'exciter les Marquisiens qu'aujourd'hui même on hésite à la leur demander.

yeux la lutte et ne sortaient de leur immobilité qu'au moment
où celle-ci menaçait de devenir inégale. Alors se produisaient
parfois des engagements que l'absence de tout quartier rendait
terribles. Mais ces faits n'avaient lieu que d'une manière
exceptionnelle. Ordinairement les Marquisiens se dressaient
des embûches, cherchant nuit et jour à se surprendre. La
mort ou la capture de quelques combattants faisait presque
toujours cesser l'état de guerre, mais ne mettait pas un terme
aux rancunes qui, se réveillant à la moindre occasion, rallu-
maient des hostilités qui n'étaient que suspendues.

Toutes les précautions énumérées ci-dessus : réunion du
conseil, sacrifices à la divinité, déclaration de guerre préalable,
n'étaient pas toujours prises. Les querelles étant plus ou moins
à l'état de permanence entre deux tribus voisines, les gens des
deux partis se faisaient une guerre d'embuscades et de sur-
prises. Un certain nombre d'hommes, armés de frondes et de
casse-têtes, s'embusquaient au voisinage de la crête de la colline qui séparait les deux tribus et cherchaient à surprendre
les passants qui s'aventuraient dans ces parages. Quelques-uns
poussaient l'audace au point de ramper, à la faveur des ténè-
bres, jusqu'auprès des habitations ennemies, afin de dérober
ou de massacrer ceux qui leur tombaient sous la main, non
seulement les hommes, mais encore les femmes et les enfants.
Il fallait que la haine fût bien invétérée pour engager les plus
courageux à agir de la sorte, les Canaques n'ayant pas l'habitude de circuler la nuit, tant ils ont peur des revenants. Seuls,
les tahuas étaient capables de leur inspirer assez de confiance
pour l'accomplissement de cette mission périlleuse, en les assu-
rant de la protection des dieux. Ceux-ci, d'après les prêtres,
réclamaient des victimes qu'il était préférable, en somme, de
choisir parmi les gens de la tribu voisine. Il était bien rare
qu'un prisonnier trouvât grâce en cette occasion. Prières, lamentations, promesses, tout était inutile. Aussi, la résistance
d'un ennemi surpris dans une embuscade était poussée jusqu'aux dernières limites; seuls, les enfants et les femmes
étaient traînés vivants jusqu'au lieu du supplice. Un horrible
repas terminait la cérémonie qui suivait toujours la capture
d'un individu.

A l'époque où ces façons de combattre étaient en honneur,
les naturels ne possédaient pas encore beaucoup d'armes à feu.

Leur arsenal de guerre se composait de casse-têtes, de frondes, de lances ou piques et de sagaies. Les casse-têtes étaient en bois de fer et présentaient des formes variées. Les uns, longs d'un mètre et demi, assez minces et arrondis à leur extrémité inférieure, augmentaient progressivement de largeur en s'aplatissant et se terminaient par un bout sculpté, volumineux et cunéiforme, excavé sur les deux faces et présentant en relief des têtes de dieux. Insignes du commandement, ils étaient aussi entre les mains des sacrificateurs qui s'en servaient pour fracturer le crâne des victimes. Les autres, en bois de fer également, mais beaucoup moins travaillés et plus courts, se terminaient en forme de massue, présentant parfois des angles ou des cailloux emmanchés et retenus par des cordes faites avec la bourre du coco.

La fronde, utilisée surtout dans la guerre d'embuscades, était munie à sa partie moyenne d'un fragment de peau de requin. Les pierres, grosses comme un œuf de pigeon, pointues à leurs deux extrémités, étaient polies par frottement sur un caillou très dur ; il fallait une véritable patience de sauvage pour arriver à leur donner la forme désirée. Lancées à de grandes distances, elles n'atteignaient que rarement le but, les Marquisiens n'étant pas, dit-on, fort habiles en ce genre d'exercice. Aussi n'oubliaient-ils point de s'armer au moins d'un casse-tête dont ils se servaient après avoir constaté l'inefficacité de la fronde qui leur permettait, en tout cas, d'engager la lutte avant de se montrer.

Les lances et les sagaies étaient, ainsi que les casse-têtes, en bois de fer, et se terminaient en pointes aiguës ; la main n'abandonnait jamais les premières.

Toutes ces armes furent délaissées ou du moins reléguées au second plan dès qu'apparurent les fusils. Vendus aux naturels par les baleiniers américains d'abord, puis par divers navires de commerce, ils devinrent bientôt des objets de convoitise. Il arriva cependant que la guerre, au lieu d'être rendue plus meurtrière que par le passé, prit au contraire un caractère moins farouche. Les armes à feu permirent aux tribus les plus faibles de résister plus efficacement qu'autrefois aux agressions de puissants voisins. Grâce aux accidents du sol, elles purent opposer dès lors une résistance énergique aux attaques de l'ennemi qui se montra moins audacieux. La valeur individuelle n'eut plus autant lieu de se produire. Malgré tout, les rencontres ne cessèrent point entre les peuplades hostiles, mais elles ne consistaient le plus souvent qu'en simples escarmouches bien rarement suivies de pertes sérieuses.

L'emploi des armes à feu se remarquait aux Marquises à une époque antérieure à l'occupation et dans les années qui la suivirent. L'évêque actuel eut maintes fois l'occasion de voir les naturels aux prises, dans les pérégrinations qu'il faisait à travers les montagnes de Nuka-Hiva. D'un commun accord, les deux partis suspendaient les hostilités au moment de son passage et recommençaient ensuite.

Quelquefois cependant les naturels ne se contentaient pas d'escarmoucher et se livraient de véritables combats. Ils osèrent même opposer de la résistance aux marins du *Lamothe-Piquet*, en 1879. Un Européen de la baie d'Anaïapa (Dominique) ayant été tué puis coupé en morceaux par les indigènes, la compagnie de débarquement de ce navire descendit à terre pour châtier les coupables ; mais elle se heurta à des difficultés imprévues et fut contrainte de se retirer devant la ferme contenance des naturels qui blessèrent quelques matelots. *Le Lamothe-Piquet* se rendit alors à Papeete pour annoncer la révolte ; on organisa une véritable armée composée de soldats d'infanterie de marine, de Tahitiens et des équipages qui se joignit aux naturels de Nuka-Hiva pour marcher contre les insurgés de la Dominique. Intimidés par le nombre, ces derniers se rendirent sans opposer la moindre résistance. A la suite de ces événements, on désarma tous les naturels, non seulement de Hiva-Oa, mais aussi de toutes les îles de l'archipel ; on trouva une quantité considérable de fusils. Les individus les plus compromis furent envoyés en exil à Tahiti. Depuis cette époque, le pays jouit d'une tranquillité parfaite et il est à croire qu'il ne sera plus troublé, grâce aux mesures énergiques qui ont été prises.

Les Marquisiens se livraient aussi des combats sur mer, à une distance rapprochée du rivage et le plus souvent dans les baies. Leurs pirogues étaient ornées et placées sous la protection des dieux : à cet effet, un morceau de bois en témanu sculpté se projetait à l'avant, terminé par un tiki, dont les gros yeux à fleur de tête et la bouche fendue jusqu'aux oreilles avaient la prétention d'effrayer l'ennemi. Les combattants se tenaient sur une sorte d'esplanade reliant 2 pirogues accouplées, armés de massues et de lances. Ces combats étaient plus meurtriers que ceux qui se livraient à terre, en raison des difficultés de la retraite. Lorsque les vainqueurs ne s'emparaient pas des terrains des vaincus, ils détruisaient les plantations, abattant le plus possible de cocotiers et d'arbres à pain.

CANNIBALISME

De tous les Polynésiens, les habitants des Marquises se firent toujours remarquer par leurs habitudes d'anthropophagie. Leur vengeance n'était vraiment assouvie que lorsqu'ils s'étaient repus de la chair d'un ennemi. Les prisonniers de guerre, les femmes et les enfants enlevés par surprise étaient, comme nous venons de le voir, sacrifiés en public et mangés par tous les gens de la tribu. Mais, en dehors de ces circonstances, le cannibalisme était assez commun; il avait lieu souvent en petit comité, même en famille, et l'individu qui faisait les frais du repas pouvait être un voisin ou un parent contre lequel on avait de sérieux griefs. Je connais un chef du district de Hati-héu (Nuka-Hiva) qui a mangé sa belle-mère et l'on cite plusieurs faits de ce genre accomplis en vue de rancunes à satisfaire. Il paraît certain que l'anthropophagie n'était motivée ni par le goût des Marquisiens pour la chair humaine, ni par la disette. On raconte cependant qu'il y a 10 ans environ, un massacre de toute une famille eut lieu dans l'île de Fatu-Hiva pour assouvir la faim des naturels, la récolte des fruits à pain n'ayant pas été suffisante. Il est facile de faire ressortir l'invraisemblance de cette explication : le chiffre de la population est trop faible aujourd'hui pour qu'une famine soit à craindre aux Marquises ; en dehors des fruits à pain, le pays ne manque pas de ressources alimentaires, et l'habitude qu'ont les indigènes de conserver le mâ les met à l'abri du besoin. La vengeance était seule en jeu dans cette affaire et je pourrais citer un grand nombre d'exemples analogues. Je me contenterai de rapporter un fait que je tiens de Mgr Dordillon, qui démontre à quel point les naturels poussent l'esprit de rancune et tiennent à se venger d'une injure :

Une famille habitant l'île d'Ua-Una avait à se plaindre d'une

autre famille habitant Nuka-Hiva. La distance qui sépare ces
deux points était un obstacle à l'accomplissement des noirs
desseins formés depuis longtemps de part et d'autre. Il arriva
qu'un jeune homme, uni par les liens de la parenté à ceux de
Nuka-Hiva, embarqué sur une goëlette en qualité de matelot,
fut obligé de se rendre à Ua-Una. Tranquillement assis dans un
canot, à quelque distance du rivage, il fut convié par des naturels qu'il ne connaissait point à prendre part à leur repas ;
le jeune homme accepta d'autant plus volontiers que l'invitation lui était faite de la façon la plus amicale. Il tomba dans le
guet-apens, fut assommé d'un coup de casse-tête et mangé par
les ennemis de sa famille.

Quand un indigène a juré la mort de quelqu'un, rien au
monde ne saurait le détourner de son projet ; il cherche une
occasion favorable, épie son adversaire avec la ténacité d'un
oiseau de proie, donne à l'un de ses enfants ou même à son
porc le nom de celui qu'il poursuit de sa haine afin de la ra-
viver et n'est satisfait qu'après avoir mis à exécution son funeste
dessein. Mais la mort de son ennemi n'est pas suffisante : il
faut qu'il soit mangé. S'il n'a pu, de son vivant, assouvir sa
vengeance, il fait au moment de mourir jurer à sa femme et
surtout à son fils de ne pas abandonner le projet qu'il ne lui a
pas été possible d'accomplir ; ce dernier ne manque point d'exécuter sa promesse.

Grâce à l'énergie des institutions actuelles, les cas d'anthropophagie sont aujourd'hui fort rares. Cependant, il y a quelques années, un individu fut trouvé mort et mutilé. L'enquête
amena la découverte des coupables ; afin d'échapper aux soup-
çons de la police, ils s'étaient contentés d'emporter chez eux
quelques menus morceaux de chair dans des boîtes d'allumettes et les avaient incorporés à leurs aliments.

Il semble donc établi, d'après tous ces faits, que les Marquisiens ne sont pas anthropophages par goût, mais bien pour
obéir à ce préjugé bizarre : que la vengeance n'est pas satis-
faite si la victime n'est pas au moins partiellement dévorée. Je
demandais un jour au chef de Hatihéu dont j'ai parlé tout à
l'heure si la chair humaine avait un fumet particulièrement
agréable : il fit aussitôt un geste de profond dégoût.

ÉDUCATION

Nous verrons qu'immédiatement après l'accouchement la mère va prendre un bain général et de courte durée dans un ruisseau voisin. Elle y lave à grande eau son enfant, puis le barbouille des pieds à la tête avec le noir de fumée provenant de la combustion de la noix du bancoulier. Elle le frictionne ensuite avec le suc du *paku*, herbe spéciale râpée sur un cailloux rugueux. Cet enduit, sorte de savon dirigé contre le smegma fœtal, est maintenu pendant quelques heures sur la surface cutanée de l'enfant qui est alors reconduit à la rivière et nettoyé.

L'alimentation du nouveau-né consiste tout d'abord en eau de coco et en jus de canne à sucre; le sein n'est donné qu'un jour ou deux après la naissance. Au troisième jour de l'allaitement maternel, un breuvage purgatif est administré au nourrisson; ce breuvage est un mélange d'eau de coco et d'un liquide provenant de l'expression de divers crustacés préalablement cuits : crabes, tourlourous, camarons et langoustes.

La durée de l'allaitement est on ne peut plus variable et dépend d'un grand nombre de circonstances. A propos de la constitution de la famille, nous verrons que les vrais père et mère ne gardent jamais leur enfant, mais qu'ils le donnent ou l'échangent contre un autre. Il est facile de comprendre l'influence que peut avoir cette bizarre façon de procéder sur la durée de l'allaitement du nouveau-né. Pour le remettre de bonne heure à l'adoptant, la mère ne s'empresse pas précisément de sevrer son nourrisson, mais quelques jours après la naissance et tout en lui donnant le sein, elle le gorge de popoï et de poisson cru qu'elle mâche au préalable. On saisit les inconvénients de ce mode d'alimentation mixte à une époque où les organes digestifs du nouveau-né ne sont pas encore aptes à s'accommoder d'un pareil régime. Aussi les affections intestinales ne sont rien moins que rares chez les jeunes Canaques et ne contribuent pas peu à produire la grande mortalité que je signalerai chez les enfants en bas âge. Il arrive cependant que la femme de l'adoptant se trouve quelquefois dans les mêmes conditions que la mère de l'adopté ; de sorte que s'il y a eu échange d'enfants, ces derniers bénéficient de cette heureuse circonstance : ils ne font que changer de nourrice. C'est ce qui explique l'allaitement prolongé de certains enfants et les réponses contradictoires que les voyageurs recueillent à ce sujet lorsqu'ils ne font que passer aux Marquises.

A la naissance et jusqu'au moment où le jeune Canaque essaye ses premiers pas, la mère a soin, par un massage bien ménagé, de favoriser le développement de certaines régions. Elle porte surtout son attention du côté des masses deltoïdienne, brachiale antérieure, fessière et jambière postérieure qu'elle cherche à arrondir de son mieux après immersion de son enfant dans une eau fraîche et courante. Ce massage et ses bains sont renouvelés deux ou trois fois dans la même journée. Habitué d'aussi bonne heure à de semblables manœuvres, l'enfant s'y prête avec la meilleure grâce du monde. Il paraît heureux lorsque sa mère, après lui avoir obturé la bouche, les yeux et les narines avec une main pour éviter l'introduction de l'eau dans ces orifices, le soumet à un plongeon de courte durée.

Les Marquisiens considèrent les bains de sable comme un excellent moyen de favoriser le développement du système musculaire de l'enfant. Vers trois heures du soir, alors que la plage a été fortement échauffée par les rayons du soleil, un trou est pratiqué dans le sable et le jeune Canaque y est enfoui jusqu'au niveau des aisselles. L'agitation de ses petits bras et les efforts qu'il fait pour sortir de ce trou déterminent un certain déploiement de forces : c'est, en somme, une gymnastique à la fois commode et utile.

Aux approches de la nuit, on songe à protéger l'enfant contre les agressions incessantes des nonos et des moustiques. La racine de l'éka fournit un suc aromatique avec lequel la mère frictionne son nourrisson des pieds à la tête ; il paraît que c'est la façon de procéder la plus sûre pour éviter les piqûres de ces terribles insectes.

On voit que, du matin au soir, l'enfant est l'objet de soins attentifs. En traitant des mutilations, j'ai signalé les manœuvres qui sont exercées sur sa tête et sur son visage dans les premiers mois qui suivent sa naissance.

Mais à côté de ces mesures hygiéniques, il en est d'autres d'un ordre précisément inverse. Soit pour se mettre à l'abri des moustiques, soit pour obéir à des idées superstitieuses, les Marquisiens se couvrent la tête avec une étolfe quelconque pendant toute la durée de leur sommeil. Ils ne manquent pas d'imposer aux enfants cette obligation sans laquelle, au dire de plusieurs, un dieu malfaisant et toujours aux aguets les prendrait à la ligne en introduisant un hameçon dans leur bouche entr'ouverte. Il est facile de saisir les inconvénients ou plutôt les dangers d'une mesure entraînant la respiration d'un air déjà respiré et plus ou moins chargé par conséquent d'acide carbonique.

L'enfant grandit au milieu de ses parents d'adoption qui se plient, du reste, à toutes les exigences du petit tyran dont le plus grand plaisir est de barbotter vingt fois par jour dans les ruisseaux du voisinage. Un bambin de quatre ou cinq ans sait déjà nager d'une manière convenable. Un peu plus tard il ne craint pas de se précipiter à la mer et de jouer au milieu des brisants. En compagnie de ses camarades, il se livre à des exercices audacieux, allant à la rencontre des plus grosses lames, se faisant rouler par elles ou les traversant à la base. Il devient, grâce à cette éducation, nageur émérite et plongeur non moins remarquable.

Tout garçon, vers l'âge de dix ans, est opéré du phimosis congénital par le procédé que j'ai décrit ci-dessus. A l'époque de la puberté il était autrefois mis entre les mains d'un tatoueur et le nom provisoire qu'il avait reçu au moment de sa naissance était alors remplacé par un autre qui n'était ordinairement qu'un sobriquet. L'enfant du sexe féminin ne recevait son nom définitif qu'à l'époque où s'établissait la menstruation. D'ailleurs, nous verrons bientôt que les Marquisiens ont l'occasion de changer plusieurs fois de nom dans le cours de leur existence. Aujourd'hui les enfants sont envoyés à l'école à partir de l'âge de six ans et y restent jusqu'au moment de la puberté. La plupart sont fort intelligents et apprennent vite à lire, à écrire et à calculer.

Les enfants de l'un et l'autre sexe jouissent d'une liberté complète. Initiés dès l'âge le plus tendre à des choses qui devraient être des secrets pour eux, ils se mêlent volontiers aux conversations plus que grivoises des adultes, et les paroles obscènes qu'eux-mêmes ne craignent pas de prononcer à l'occasion passent inaperçues quand elles ne déterminent pas une hilarité générale.

La pudeur est inconnue. C'est avec une désinvolture étonnante que les jeunes filles se dépouillent de leurs vêtements, même en présence des étrangers. Aussi n'ai-je point rencontré la moindre difficulté quand il s'est agi de faire des mensurations ou de procéder à un examen que j'aurais pu croire délicat ; les éclats de rire des unes et des autres accompagnaient mes études et je les trouvais toujours prêtes à s'offrir à mes investigations. Pour être juste, il faut avouer qu'un semblant de pudeur existe pourtant chez les hommes ; c'est avec une adresse remarquable qu'ils parviennent, quoique nus, à dissimuler leur pénis.

On ne s'étonnera donc pas d'apprendre qu'aux Marquises la virginité n'est qu'un mot. Bien avant l'âge de puberté les jeunes filles sont déjà déflorées ; je ne sais même pas si quelques-unes d'entre elles savent, au point de vue matériel, en quoi consiste la virginité, tant elles en sont privées de bonne heure.

Les femmes sont aussi libres que les hommes. Bien plus, il n'est point rare de voir le frère vendre sa sœur, le mari, sa femme, le père ou la mère, sa fille.

MARIAGE

Une conduite déréglée n'est pas un obstacle à l'établissement d'une jeune fille et le nombre plus ou moins grand de ses amoureux n'influence en rien l'épouseur. Une fille-mère est toujours aussi recherchée qu'une autre. Il est vrai que le mariage est plutôt un accouplement qu'une union bien solide : les époux se quittent et se reprennent au gré de leur caprice et personne ne songerait à critiquer leur conduite. Cependant le mari a une autorité incontestable sur sa femme qui ne saurait l'abandonner sans son consentement, mais il n'est pas tenu vis-à-vis d'elle à pareille obligation. Malgré tout, le divorce est assez rare, bien que les infidélités soient fréquentes de part et d'autre. On voit même quelquefois le noir venin de la jalousie s'infiltrer dans les ménages, des maris se conduire en véritables Othello et des femmes s'empoisonner avec le fruit de l'éva (tanghinia naughas) à la suite d'infortunes conjugales. Mais ces drames sont déterminés plutôt par une sorte de dépit que par un chagrin profond.

La polygynie n'est pas très répandue, bien qu'il n'y ait pas d'interdictions à cet égard. Autrefois un simple naturel pouvait s'unir à deux ou trois femmes, un chef à quatre ou cinq et un prêtre à dix et plus. En revanche, dans les îles où les femmes sont en minorité, on voit encore aujourd'hui des cas assez nombreux de polyandrie. C'est ainsi qu'à Ua-Una j'ai rencontré quelques femmes ayant chacune deux maris, presque toujours l'un jeune et l'autre vieux. Ces ménages à trois ne sont pas plus mauvais que les autres et ne donnent jamais lieu à des dissensions intestines.

La cérémonie nuptiale est simple ou plutôt il n'y a point de cérémonie. Le futur est ordinairement obligé de faire un cadeau quelconque à la famille de sa fiancée. Le jour du mariage est fêté par un repas somptueux auquel sont conviés les amis; les conjoints passent leur première nuit dans la maison des parents de la jeune fille et vont dès le lendemain abriter leurs amours sous le toit du père du jeune homme. Ils ne tardent pas, d'ailleurs à se construire une case et à vivre en leur particulier.

FAMILLE

Nous constaterons plus loin que les enfants sont on ne peut plus désirés par les Marquisiens. Depuis le moment de leur naissance jusqu'au jour où ils peuvent se passer de leurs parents, les soins les plus attentifs leur sont prodigués. Véritables petits tyrans, ils abusent de la tendresse dont ils sont les objets : presque jamais gourmandés, encore moins châtiés, ils n'obéissent qu'à leurs caprices. Et cependant il est exceptionnel qu'un enfant soit le véritable fils de ceux qui l'élèvent. Dès qu'une femme est enceinte, voisins, parents ou connaissances plus ou moins éloignées retiennent à l'avance le fruit de ses entrailles; des cadeaux sont promis en échange du petit être qui passe dans des mains étrangères après son sevrage ou plus tard.

Quoiqu'enfant adoptif, il jouit des droits les plus étendus; il devient héritier des biens de ses nouveaux parents au même titre qu'un enfant légitime et n'a rien à envier sous tous les rapports. Ses vrais père et mère ne sont plus grand'chose pour lui, bien que ceux-ci lui conservent, en général, beaucoup d'affection.

On peut s'étonner *a priori* d'une coutume aussi bizarre que contraire aux lois de la nature, mais il est pourtant facile d'en saisir la raison. Ce n'est pas assurément dans un but intéressé que les vrais père et mère consentent à se séparer de leurs enfants puisqu'en général ils les remplacent. Mais en agissant de la sorte ils se créent des relations, de précieuses amitiés sur lesquelles ils pouvaient autrefois compter au moment du danger, des protecteurs utiles à une époque où les hostilités étaient en permanence entre tribus. Dans la même tribu, les bons rapports sociaux des naturels étaient assurés par la formation de ces parentés qui venaient en aide, au point de vue de la discipline, à l'imparfaite institution du tabou (voir plus loin).

Mais à côté de ces avantages, le système d'adoption des enfants engendre un certain nombre d'inconvénients sérieux. Les fils n'ont guère de respect pour leurs parents et sont vis-à-vis d'eux d'une indifférence à peu près complète ; les vieillards surtout sont parfaitement négligés ; seuls, les enfants y gagnent, sont protégés et même honorés. L'égoïsme le plus absolu s'empare de ces derniers jusqu'au moment où, parvenus à l'âge adulte, ils adoptent eux-mêmes des enfants et leur prodiguent une tendresse dont ils ne reçoivent rien ou peu de chose en retour.

IKOA

Il est une autre coutume non moins bizarre que la précédente et qui n'est pas, d'ailleurs, particulière aux Marquises. Voici en quoi elle consiste :

Un individu prend le nom d'un autre et lui donne le sien en échange. A partir de ce moment tout ce qui appartient à l'un est à la disposition de son homme-lige et réciproquement, non seulement ses biens, mais sa femme elle-même. Cet échange de noms ou ikoa peut s'effectuer entre deux personnes quelconques, par exemple, entre un homme marié et un célibataire. On cite même des indigènes qui ont donné leur nom à des animaux, de sorte que ces derniers devenaient sacrés pour eux et pour tous les membres de la tribu. Afin d'obvier aux inconvénients qui résultaient d'un pareil état de choses, les tahuas déclarèrent *tabou* l'ikoa entre les hommes et les animaux. Ce

besoin d'unions, d'affections parfois monstrueuses, donne lieu
à une multitude de combinaisons étranges ayant trait à la
parenté. C'est ainsi qu'un enfant peut devenir le grand-père
d'un vieillard, s'il y a consentement mutuel entre les deux
parties contractantes. J'ai ouï-dire qu'un fils pouvait de cette
façon devenir le père de son père, un père le fils de son propre
fils, etc. Aujourd'hui, la manie de l'ikoa n'est pas aussi prononcée qu'autrefois ; mais il n'y a pas longtemps cette
coutume était, pour leur propre compte, constatée par les
voyageurs et j'ai lu dans des notes inédites d'un officier de
marine qu'il ne fut pas médiocrement étonné d'entendre
un indigène lui dire en présentant sa femme : « Elle est à
toi ».

HIÉRARCHIE ET RAPPORTS SOCIAUX

Avant l'occupation française et dans les premières années
qui la suivirent, non seulement les différentes îles de l'archipel étaient indépendantes les unes des autres, mais il y
avait encore dans chacune d'elles plusieurs tribus distinctes,
véritables petits gouvernements particuliers, dont la forme,
d'ailleurs, était identique. La société se divisait en deux
classes : les chefs et le peuple. Les premiers comprenaient
les chefs politiques et les prêtres ; ils étaient unis, comme nous
l'avons vu, par les liens les plus étroits de la solidarité fonctionnelle, et, le plus souvent, par ceux de la parenté : leur personne
était inviolable. Les fonctions de prêtre et de chef politique
n'étaient pas incompatibles ; de plus, elles étaient héréditaires.
Les filles pouvaient, au même titre que les garçons, succéder
à leurs parents : il y avait par conséquent des chefs et des
cheffesses, des prêtres et des prêtresses. On distinguait dans
chaque tribu un chef principal et des chefs secondaires (akaïkis),
un grand-prêtre ou *tahua* et des prêtres subalternes ou
tuugas.

Protégés par la divinité, pouvant à leur mort devenir des
dieux eux-mêmes, tous ces hauts personnages étaient sacrés.
Jaloux de leurs prérogatives, ils commandaient en maîtres et
leur autorité n'était jamais contestée. Quoique soumis au *tabou*,
leur puissance était plutôt accrue que diminuée par le fait

même de cette institution draconienne. En effet, les prêtres et les chefs avaient seuls qualité pour *prononcer* ou *lever* un tabou, de sorte qu'ils n'avaient aucun motif de violer une institution qui devenait une arme terrible entre leurs mains et dont ils furent certainement les créateurs. De tous ces faits et de bien d'autres que nous aurons l'occasion de constater dans la suite, il résulte que le gouvernement de ces nombreuses tribus de l'archipel marquisien peut être hardiment qualifié de *théocratique*. Il avait, du reste, un grand air de famille avec notre système féodal du moyen âge.

Malgré la présence de plusieurs chefs dans le même district, l'autorité n'était vraiment exercée que par l'akaïki principal. En temps de paix, il ordonnait à sa guise, distribuant le travail aux uns et aux autres et recevant de ses sujets des dons en nature. En temps de guerre, il se mettait à leur tête et se faisait toujours remarquer par sa bravoure. Il n'était point rare cependant de voir un chef secondaire prendre le commandement et devenir ainsi le premier personnage de la tribu pendant toute la durée des hostilités. Cette circonstance, qui se produisait lorsque l'akaïki principal était un vieillard ou une femme, explique l'erreur de ceux qui ont avancé qu'il n'y avait pas de hiérarchie sociale aux Marquises et que les chefs étaient improvisés seulement au moment de la guerre.

Il est certain qu'en temps ordinaire il est assez difficile de distinguer les chefs du reste de la population. Leurs allures simples et paternelles n'avaient rien de remarquable, et le rang qu'ils occupaient devait échapper à un examen superficiel. Mais, en allant au fond des choses, il est aisé de se convaincre du contraire. Aujourd'hui même on a si bien compris l'influence énorme des chefs sur les simples indigènes, qu'on les a maintenus dans une partie de leurs anciennes attributions; ils sont ainsi devenus de précieux auxiliaires de l'autorité, des intermédiaires entre le *Résident français* et les naturels, qui n'oseraient jamais contrevenir aux ordres transmis par des personnages auxquels ils sont habitués, de temps immémorial, à obéir entièrement. Convaincus eux-mêmes de leur importance, bien que respectant en tout et pour tout notre autorité, les chefs ne manquent pas de protester à leur manière dès qu'on porte atteinte à leur dignité. Un exemple en fournira la preuve :

Certain résident avait convié les chefs d'un district à un repas. Il voulut faire l'appel des invités afin, s'il y avait lieu, d'éliminer les intrus. L'évêque de Taio-Haé, de qui je tiens cette anecdote, lui fit comprendre l'inutilité d'une précaution qui pouvait, en outre, blesser la susceptibilité de ses convives : en dehors des chefs personne n'eût oser se présenter. Cependant, ces derniers furent servis à part, le résident s'étant assis à une table spéciale avec les invités européens. Il remarqua bientôt que les Canaques ne mangeaient pas ; interrogés à cet égard, ils répondirent tous qu'ils n'avaient pas faim.

Malgré l'immense autorité dont il était investi, l'akaïki principal ne l'exerçait point à la façon dont nous le comprenons chez nous. Pourvu que ses sujets ne lui portassent pas directement ombrage, il laissait à chacun sa liberté, liberté qui dégénérait souvent en licence. Outre qu'un simple indigène était le maître absolu chez lui, les démêlés qu'il avait avec un voisin n'étaient point soumis au jugement du chef. Tout individu pouvait impunément se venger d'un autre individu, le tuer même, sans qu'il eût à rendre compte de sa conduite à qui que ce fût. La justice n'était pas réglementée, par ce seul fait que l'idée que nous nous faisons du bien et du mal était conçue tout autrement aux Marquises, les naturels ayant pour règle de conduite : d'abord de ne pas porter préjudice aux dieux et aux chefs, ensuite d'agir en vue de leur intérêt personnel. Il est facile de saisir les conséquences de cette manière de voir : le mensonge, le vol et le meurtre n'étaient pas considérés comme blâmables, du moment qu'ils contribuaient au bonheur de ceux qui les employaient.

Et cependant les propriétés étaient généralement respectées ; les chefs eux-mêmes ne songeaient point à s'enrichir aux dépens de leurs sujets, si ce n'est dans de rares circonstances et par des moyens détournés.

En temps de guerre, la loi du plus fort était toujours la meilleure et toutes les considérations précédentes disparaissaient. Outre que les vainqueurs s'appropriaient les biens des vaincus, la personne des chefs ennemis n'était plus considérée comme inviolable, et tel indigène qui n'aurait jamais osé braver le regard de son puissant seigneur, loin d'être astreint à la même conduite vis-à-vis du chef de la tribu hostile, cherchait au contraire à le frapper de préférence à tout autre.

Mais, je le répète, si les conséquences de la guerre étaient aussi brutales que la guerre elle-même, il n'en est pas moins avéré qu'en temps de paix, et malgré leur façon de comprendre la morale, il n'y avait que bien peu de chose à redire au sujet des rapports sociaux existant entre les naturels.

Comment alors s'expliquer ce respect de la propriété, cette discipline observée par tous les membres de la même tribu? Dans l'accomplissement de ses actes, l'indigène assurément n'était pas guidé par des intérêts de famille ou par des considérations de vie future, agréable ou pénible, suivant les actions d'ici-bas. Nous avons vu que sa famille était artificielle, si je puis ainsi dire : il pouvait à son gré changer de femme ou de père, adopter des enfants et s'en défaire ensuite. Pas la moindre inquiétude après la mort : on était, comme nous le verrons, toujours plus heureux ou du moins pas plus malheureux qu'avant. Il redoutait, il est vrai, la colère des dieux, mais seulement durant la vie terrestre; en tous cas, cette colère n'était pas déterminée par une conduite réputée coupable d'après nos idées sur la morale.

Ce respect de la propriété, cette discipline étaient assurés par une institution qui, bien que draconienne à certains points de vue, était néanmoins la sauvegarde des intérêts généraux et particuliers : je veux parler du *tabou.*

TABOU

Impossible d'imaginer une institution plus tyrannique et cependant plus respectée. Le tabou, c'était la volonté divine exprimée par la bouche du grand-prêtre, confident et ami des dieux, à la requête du chef, ami du grand-prêtre et quelquefois grand-prêtre lui-même. C'était ce qu'on ne devait pas faire, ce qui était expressément défendu, presque toujours sous peine de mort. Point de transaction possible après la violation d'un tabou : le coupable, esclave de la volonté divine, n'aurait jamais essayé de se disculper, alors même qu'il aurait agi d'une manière inconsciente; ses parents, ses amis les plus intimes eussent été les premiers à réclamer l'expiation de son crime.

Si l'on considère qu'en dehors des cas prévus par cette

institution tout était permis, on concevra la nécessité qu'il y avait de multiplier les tabous ; en réalité, cette institution tenait lieu de lois et de règlements, dont l'exécution était assurée par la surveillance attentive et réciproque de tous les membres de la tribu.

Nous savons que les chefs, tant civils que religieux, étaient soumis au tabou ; s'ils l'enfreignaient, ils étaient passibles de la peine commune et perdaient leurs droits de personnes inviolables et sacrées. Politique adroite et rusée s'il en fût ! puisque le tabou, *prononcé* par eux, pouvait être également *levé* par eux. Aussi, tout en se montrant fidèles observateurs de cette institution, n'oublièrent-ils point d'en tirer la plus grande somme d'avantages possible. Mal parler d'un grand-prêtre ou d'un chef, porter la main sur leur tête sacrée, ne pas participer au deuil général après leur décès, etc., constituaient autant de crimes que la mort seule était capable d'expier. Les temples, les idoles, les lieux de sépulture, en un mot tout ce qui touchait de près ou de loin à la religion devait être respecté. Malheur à celui qui s'aventurait dans les parages interdits ! « Tabou ! » cria-t-on d'une voix forte, au moment où M. de Ladébat, à la tête de sa compagnie, s'avançait sur un lieu sacré derrière lequel s'étaient réfugiés les naturels de Tahuata. Cet officier, dédaignant ou ne prenant pas garde à l'avertissement, n'avait pas fait trois pas qu'il tombait sous les balles ennemies. — « Tabou ! » répéta la même voix au commandant Halley, qui volait au secours de son malheureux compagnon. Même dédain de l'injonction, suivi du même sort.

Après les chefs et les prêtres, les hommes de la tribu jouissaient d'une infinité de prérogatives émanant du tabou ; les femmes, au contraire, étaient victimes de cette institution. Il leur était interdit de manger avec les hommes, de toucher à leur tête, ainsi qu'aux objets qui leur appartenaient, de passer au-dessus d'eux quand ils étaient couchés, d'entrer dans leurs pirogues, d'écarter un enfant assis sur le seuil d'une porte, alors même qu'il obstruait l'entrée de la case, de s'asseoir à la place réservée aux hommes, etc., etc. Si la transgression de ces différents tabous n'entraînait pas toujours la peine de mort, elle était du moins suivie de châtiments sévères ou de maladies données aux coupables par les dieux irrités.

Je pourrais citer un grand nombre d'interdictions encore

plus bizarres que les précédentes et qui, ne semblant pas avoir
été prononcées dans un but utile, étaient nées du mensonge
et de la superstition. Telle était la défense de laisser tomber
sur le sol les cheveux que l'on coupait ; ils devaient être jetés
à la mer ou profondément enterrés. La cécité, la lèpre ou tout
autre affection non moins redoutable atteignait les délinquants.

Mais, à côté de ces interdictions ridicules, il y en avait de
très sérieuses, celles, par exemple, dont le but était de prévenir la disette, de garantir les propriétés et d'assurer la salubrité publique. Il ne s'agissait, pour remplir ces indications,
que de déclarer tabous, temporairement ou définitivement,
certains animaux, certaines plantes, certains mets. Une bande-
lette de tapa, servant d'écriteau, suffisait toujours pour faire
respecter l'arbre auquel on la fixait. Deux cocos réunis par un
lien quelconque et suspendus à hauteur d'homme, soit au
tronc de la plante, soit à un piquet enfoncé dans le sol auprès
d'une plantation, remplissaient le même office. Ces signes de
défense sont encore employés aujourd'hui. D'ailleurs, la plupart des tabous que j'ai signalés sont actuellement en vigueur.
Il suffit de fréquenter un peu les Marquisiens pour s'assurer
que, malgré leur contact avec les Européens, leurs mœurs
d'avant 1842 ne se sont guère modifiées. A Fatu-Hiva, par
exemple, l'accès des pirogues est toujours interdit aux femmes ;
il y a deux ans à peine elles se rendaient encore à la nage à
bord des navires, et ce n'était pas, paraît-il, un spectacle peu
curieux que de les voir s'avancer nageant en bataillons serrés[1].
Dans la baie d'Anaho (Nuka-Hiva), je n'ai pu décider une seule
femme à s'asseoir sur un tronc d'arbre couché devant la
maison du chef : ce siège était tabou.

Il est des interdictions qui, bien que datant de très loin,
n'ont jamais été levées et que les naturels se gardent bien
d'enfreindre. Entre autres, je citerai celle qui est relative à la
raie : à une époque éloignée, lorsque, disent les Canaques, les
cocotiers étaient tout petits, un grand chef de la tribu des
Houmis se rendit à la pêche avec ses gens. Une grosse raie fit
chavirer les trois embarcations qu'ils montaient ; tous se
noyèrent et furent dévorés par elle. Le grand-prêtre déclara ce
poisson tabou. Depuis ce moment, il serait impossible d'en

---

[1] Un ordre de l'amiral a fait cesser cet état de choses.

faire manger aux naturels de la tribu des Houmis, Bien plus, ils ont la raie tellement en horreur, qu'ils s'enfuient dès qu'on leur en montre une.

L'anecdote suivante montrera bien l'influence qu'ont encore les prêtres ou sorciers sur les Marquisiens et l'importance qu'il attachent au tabou : Le Résident, en tournée dans la baie du Contrôleur (Nuka-Hiva), rencontre le chef Kii-Pia mourant. Il s'informe de sa maladie et apprend qu'il ne peut plus manger parce qu'il a un tiki (un dieu) dans le ventre. — Quel est ce tiki? demande le Résident. — C'est, lui répond-on, le tiki *Kava*, que la femme Paruru, sorcière du Haut-Taïpi, a mis dans les entrailles de Kii-Pia, parce que celui-ci s'est permis de dérober une racine de Kava tabouée. Persuadé qu'il devait mourir, le malheureux chef ne prenait aucun aliment depuis plusieurs jours; il s'était fait faire un cercueil et s'y couchait de temps en temps pour l'essayer. Le Résident ayant déclaré qu'il *levait* le sort jeté par la prêtresse, le malade répondit qu'il n'avait pas qualité pour cela. Il fallut ordonner à la femme Paruru de faire sortir le tiki du ventre de Kii-Pia. Ce dernier, grâce aux réconfortants qui lui furent administrés, parvint à se rétablir.

En certaines circonstances, les chefs de famille pouvaient et peuvent encore aujourd'hui prononcer un tabou. Exemple : une femme ayant été maltraitée par son mari se disposait à porter plainte à la gendarmerie. Au moment où elle se mettait en marche, le mari prononça solennellement ces paroles, en étendant la main : « Le chemin qui mène à la gendarmerie..... c'est ton père! » La femme aussitôt s'arrêta court, ne voulant pas fouler le corps de l'auteur de ses jours; puis elle s'empressa de faire rôtir deux petits cochons, qu'elle porta sur le tombeau de son père afin d'apaiser ses mânes. On voit que cette parole de l'apôtre saint Paul ne fut nulle part aussi bien entendue qu'aux Marquises : « La femme doit à l'homme ce que celui-ci doit à Dieu. »

RELIGION

Le temple profane a disparu. Le souffle puissant du christianisme a renversé sa muraille d'enceinte et l'autel pyramidal érigé sur son parvis sacré; il a déraciné les arbres majestueux dont le sombre feuillage abritait les secrets du grand-prêtre et dispersé les grossiers bas-reliefs consacrés aux tikis. Les traditions elles-mêmes se sont partiellement évanouies et c'est à peine si deux ou trois vieillards ont conservés les noms des redoutables divinités marquisiennes. La génération présente, interrogée sur ce point, regarde avec étonnement le voyageur et ne comprend pas. Les légendes abondent, mais elles n'ont plus de trait d'union et ne peuvent que médiocrement servir à reconstituer le passé.

Les plus âgés d'entre les naturels n'ont que des idées vagues au sujet de leurs anciens dieux. Cependant ils admettent un principe, créateur de toutes choses : le dieu Tiki, dont ils citent encore aujourd'hui les prouesses. De Tiki sont nés dieux et déesses; leur nombre est considérable. Chaque objet, si petit qu'il soit, brut ou façonné, chaque astre, chaque plante, chaque animal, chaque action, chaque événement, la paix, la guerre, la danse, le tatouage, la colère, le vol..... tout a son dieu, son *atua*. La mythologie des Grecs n'est pas plus compliquée que celle des Marquisiens; seuls, les noms des divinités sont changés. Tiki, c'est Jupiter; Tupa représente Hercule et peut rivaliser avec lui pour les travaux fameux. Même hiérarchie : les atuas supérieurs président aux grandes choses, les atuas subalternes aux petites. Les uns et les autres ne dédaignaient pas les humains avec lesquels ils s'unissaient à l'occasion ; les hommes eux-mêmes, chefs, prêtres et guerriers audacieux, pouvaient devenir des dieux à leur mort.

Les prêtres avaient des entretiens journaliers avec la divinité ; ils rendaient des oracles et prédisaient l'avenir; ils immolaient des victimes, recevaient des offrandes, jetaient des sorts et lançaient des anathèmes.

Les temples n'existent plus ; on n'en voit même pas, comme aux îles de la Société, la moindre ruine. Ils ressemblaient à tous ceux de la Polynésie : l'autel était par conséquent représenté par une pyramide quadrangulaire élevée sur une plateforme ; l'entourage était formé de pierres énormes et dressées ; de grands arbres (casuarina equisetifolia, ficus prolixa, thespesia populnea, calophyllum inophyllum, cratœva religiosa) donnaient à l'ensemble un aspect imposant. Des sculptures grossières, à l'image des tikis, embellissaient ces lieux sacrés que les naturels n'abordaient qu'en tremblant. En certaines occasions extraordinaires, des réunions avaient lieu dans ces temples où s'accomplissaient les sacrifices humains. En temps ordinaire, ils n'étaient hantés que par les prêtres et leurs desservants : les tahuas et les tuugas.

Je n'ai pu me procurer auprès des Marquisiens actuels que des renseignements obscurs au sujet de leurs croyances. M. Radiguet a été plus heureux il y a quarante ans. Je ne crois pas inutile de reproduire ici les documents qu'il a recueillis à cet égard, d'autant plus volontiers qu'ils concordent en partie avec ceux que j'ai recueillis moi-même :

« Les indigènes croient à l'immortalité de l'âme, sans néanmoins admettre ce dogme d'une façon absolue ; ils croient à une autre vie, mais le juste n'attend aucune récompense, le méchant ne redoute aucun châtiment après la mort. Leurs actions mauvaises sont punies ici-bas ; ce sont choses trop mesquines pour occuper les dieux. Ils croient non seulement à leur âme, mais encore à celle des êtres et des choses.

« Quand une âme quitte ce monde, elle est escortée de l'âme des ustensiles qui lui ont appartenu, de l'âme des présents qui lui ont été offerts durant les funérailles. Le ciel et l'enfer, dans la croyance des Canaques, ne sont que des mondes différents, plus heureux que celui-ci. Le ciel est habité par les dieux de premier ordre, par les femmes qui meurent en couches, par les guerriers tombés sur les champs de bataille, par les suicidés et surtout par la classe aristocratique des chefs. Dans ce lieu abondamment pourvu de popoï, de porc et de poisson, on a pour compagnes des femmes aussi jolies qu'on le peut désirer. D'autres dieux, inférieurs aux premiers, habitent l'enfer avec tous les indigènes qui ne sont pas gens de qualité. Les habitants du ciel et de l'enfer sont semblables à ceux de la terre.

« Pour se rendre en enfer, l'âme part dans le pahaa (pirogue ou cercueil) et met le cap sur le détroit qui sépare l'île de Tahuata de celle de Hiva-Oa. Lorsqu'elle approche d'un certain rocher voisin de Tahuata, deux dieux ou deux influences contraires s'en disputent la possession et cherchent à la pousser, l'un dans le passage qui est entre Tahuata et le rocher, l'autre dans le grand passage entre ce rocher et la terre de Hiva-Oa. Les âmes entraînées dans le petit passage sont tuées tandis que les autres sont conduites par un bon dieu à leur destination. »

Bien peu de naturels seraient aujourd'hui capables de fournir aux voyageurs les renseignements qui précèdent. En réalité, les Marquisiens se soucient médiocrement de ce qu'ils deviendront après leur mort. Ils croient surtout aux esprits, aux revenants. Loin de séjourner au ciel ou dans l'enfer, l'âme (kuhane) des individus trépassés rôde, comme je l'ai dit, un peu partout, surveillant les actes des uns et des autres, prête à agir en amie ou en ennemie suivant la façon dont on parle d'elle. Aussi ne voit-on que rarement un indigène circuler tout seul dans l'obscurité. Cependant, à côté des mauvais esprits, il y en a de bons : ceux-ci sont représentés par les âmes des défunts amis, des parents auxquels on a fait de belles funérailles.

Aujourd'hui presque tous les naturels sont convertis au christianisme, mais seulement en apparence. Ils ne se soucient pas plus de Jéhovah que de Tiki. Les missionnaires, tout en continuant leur œuvre avec le plus grand zèle, ne sauraient se faire illusion sur les résultats obtenus ou à obtenir : jamais ils ne pourront secouer l'indifférence de leurs élèves qui croient bien moins à l'Évangile qu'aux légendes nombreuses dont les anciens les régalent.

LÉGENDES

Étant un jour à la pêche, dans une pirogue, Tiki sentit au bout de sa ligne un objet volumineux et lourd. En usant de précautions, il souleva ce qu'il croyait être un poisson monstrueux; mais il fut surpris d'entendre le bruit du tam-tam et des voix humaines : l'objet retiré n'était autre chose que la terre. Objectez à celui qui vous fera le récit de cette légende que la pirogue de Tiki ne pouvait provenir que d'un arbre et que cet arbre impliquait déjà l'idée de l'existence de la terre ; objectez-lui que l'étonnement de Tiki fait supposer *a priori* la plus grande ignorance de sa part. Le narrateur vous répondra naïvement : « Ce que je vous dis est vrai. »

Après Tiki, le dieu le plus en renom est Tupa : c'est l'Hercule des Marquises. Le récit de ses travaux exigerait un volume. Je me contenterai de signaler l'aventure suivante : Il paria certain soir à sa sœur Ina qu'il atteindrait le ciel avant elle. Aussitôt ils se mettent à l'ouvrage, entassant rochers sur rochers dans la baie Collet. Le travail de Tupa prenait déjà de la tournure lorsque sa sœur, qui opérait sur la crête de la colline séparant la baie de Taio-haé de la baie Collet, lui cria tout à coup : « Voici le jour qui commence à poindre! On va nous apercevoir avant que nous n'ayions terminé. » Honteux et confus, le frère et la sœur s'enfuirent à Ua-Pu.

Les Marquisiens, qui croient à cette légende autant qu'un bon catholique à la tour de Babel, sont persuadés que Tupa aurait eu le temps d'achever sa besogne avant l'arrivée du jour sans l'erreur d'Ina qui avait pris pour l'aube la plage sablonneuse de Taio-haé. On voit encore aujourd'hui, dans la vallée qui conduit à la baie Collet, quatre énormes roches superposées, représentant l'œuvre de Tupa. Beaucoup moins robuste que lui, la sœur s'était contentée de hisser le bloc aplati qu'on aperçoit sur l'arète de la colline séparant la baie de Taio-haé de la baie Collet.

Arrivés à Ua-Pu, les fugitifs entreprirent de nouveaux travaux. Tupa fit les pics élevés et pointus de cette île. Épuisé par tant d'efforts, il alla s'asseoir dans un ruisseau qu'il dessécha. Les empreintes des fesses, des mollets et des pieds de ce dieu sont montrées par les Canaques aux personnes incrédules. Après s'être enduite du suc de l'éka, sa sœur alla s'adosser à une falaise qui fut ainsi colorée en rouge.

Chaque accident de terrain affectant une forme bizarre possède une légende. A Nuka-Hiva, le cap Adam-et-Éve est encore l'œuvre de Tupa qui l'agrémenta de deux rochers ressemblant à un homme et à une femme.

Les dieux n'avaient pas, seuls, le privilège d'accomplir de grands travaux. Les animaux, même de petite taille, ont fait des merveilles aux Marquises. C'est ainsi que les fourmis ont tiré des profondeurs de la mer et planté sur le rivage, à Taio-haé, la pyramide en granit qu'on y voit et qui fut dressée par Marchand en 1791. Pour les Canaques, le pied de cette pyramide aboutit aux entrailles de la terre; ils racontent que les marins du *Lamothe-Piquet*, voulant les convaincre du contraire, ont creusé le sol jusqu'à une profondeur de cinquante brasses sans pouvoir atteindre l'extrémité inférieure de la pyramide.

Qui n'a pas entendu parler des deux anguilles sacrées personnifiant l'une l'esprit du bien, l'autre l'esprit du mal, et de la ruse employée par la première pour anéantir la seconde?

L'anguille de Hanavavé (Fatu-Hiva) se nourrissait de fleurs ; celle de Nuka-Hiva, cachée dans une grotte profonde, au pied de la cascade de Kuénui, vivait d'animaux et d'hommes qu'elle étranglait traîtreusement dans la vallée de Taïpi-vai, jetant ainsi la terreur parmi les habitants de Nuka-Hiva. Mûe par un sentiment de commisération pour l'espèce humaine, la première ne craignit point d'entreprendre un voyage entouré de périls. Grâce à ses proportions moyennes, elle put assez facilement passer entre les anfractuosités des rochers qui dominent la baie de Hanavavé ; elle parcourut les nombreux milles marins compris entre Fatu-Hiva et Nuka-Hiva. Pénétrant dans la baie d'Akani, l'intrépide voyageuse s'engagea dans la rivière du même nom, rivière conduisant à la cascade de Kuénui. Elle y trouva sa sœur et lui tint à peu près ce langage : « Votre existence est misérable ici. Vous ne mangez que des viandes ignobles ; là-bas ma nourriture ne se compose que de plantes aromatiques, de fleurs parfumées et de fruits délicieux. La grotte que j'habite est un séjour enchanté. J'ai eu pitié de vous, ma sœur, et je suis venue vous chercher. Ne craignez point d'abuser de l'hospitalité que je vous offre et n'hésitez pas à fuir de ces lieux où l'on ne perçoit que d'horribles senteurs. » L'anguille de Kuénui, gagnée par ces belles promesses, suivit sa compagne à Fatu-Hiva. Mais comme elle était d'un volume énorme, aussi grosse qu'un requin d'après les Canaques, elle ne put glisser entre les rochers de Hanavavé. Les naturels du pays l'assommèrent à coup de casse-tête et la mangèrent ensuite.

Autre légende expliquant la création des marsouins :

Il y avait, un jour, une femme habitant Ua-Pu. Sa beauté surpassait en éclat tout ce qu'on pouvait imaginer. Aussi le désir de voir la belle enchanteresse engagea-t-il les naturels de Nuka-Hiva à entreprendre le voyage. Des pirogues furent construites en grand nombre et prirent aussitôt la mer, montées par une foule d'indigènes de tout âge et des deux sexes. Le Marquisien Méihano fit comme les autres, mais, en homme sage et prudent, il apporta la plus grande attention dans la construction de sa pirogue. Bien lui en prit, car à mi-distance des deux îles une tempête s'éleva qui fit chavirer les frêles embarcations de ses compatriotes. Ceux-ci, apercevant la pirogue de Méihano voulurent y prendre place ; ils se dirigèrent en nageant vers elle, mais ils ne purent l'atteindre et furent

transformés en marsouins. Point de doute à cet égard : en effet,
Méihano vit arriver une femme qui nageait avec une prodigieuse
rapidité ; il arrêta la marche de sa pirogue afin de sauver la
malheureuse. Au moment où il lui tendait la main, il s'aperçut
que la moitié inférieure de son corps était déjà transformée en
queue de marsouin, ce qui le contraignit à abandonner la pauvre
sirène à son triste sort. Méihano continua sa route, atteignit
Ua-Pu, vit la Vénus du pays et voulut rendre hommage à sa
beauté ; mais il recula soudain. La belle femme avait, au niveau
de la fesse gauche, un trou large et profond qui le désenchanta.

Ce sont ces légendes et bien d'autres encore, trop nombreuses pour être exposées dans un travail de la nature de
celui-ci, qui font les délices de la conversation des naturels, à
la veillée.

DEUXIÈME PARTIE [1]

CARACTÈRES PHYSIOLOGIQUE ET PATHOLOGIQUE

Avant d'aborder cette étude, il est important de constater
la décroissance rapide qu'a subie la population des îles Marquises depuis leur découverte jusqu'à nos jours. Nous verrons
alors s'il est possible d'expliquer, avec les données fournies
par la physiologie et la pathologie, le dépérissement du peuple
qui nous occupe.

Cook est le premier voyageur qui ait parlé du nombre des
naturels habitant le groupe Sud-Est ; mais ses moyens d'appréciation me semblent trop superficiels : « On vit, dit-il, plusieurs feux à travers les forêts, fort loin du rivage, et on conclut
que le pays était bien peuplé.... Cependant il est douteux que
ce groupe de terre contienne 50 000 âmes. » Pour ceux qui
n'ont pas visité les Marquises, l'expression fort loin du rivage
est mauvaise ; elle implique, en effet, l'idée d'une distance qui
ne saurait exister, en raison de la disposition orographique de

---

[1] Dans l'examen des caractères ethniques, je suis loin d'avoir épuisé la matière ;
mais j'ai pensé que plusieurs renseignements, omis à dessein jusqu'ici, devaient
être réservés : chemin faisant, ils trouveront leur place.

l'archipel. De plus, une conclusion basée sur la vue d'un plus ou moins grand nombre de feux, au milieu de la nuit, ne me paraît pas légitime et devoir entraîner la conviction[1]. Quoi qu'il en soit, en acceptant la manière de voir de Cook, il faudrait fixer à 100 000, au moins, le chiffre de la population marquisienne en 1775, le groupe Nord-Ouest ayant une superficie sensiblement égale à celle du groupe Sud-Est.

En 1804, après quelques jours de présence à Nuka-Hiva, le navigateur russe Krusenstern estime à 16 000 âmes la population de cette île. Il avait, pour asseoir son jugement, les indications fournies par l'Anglais Roberts et le Français Cabrit, deux matelots qui vivaient, depuis un certain temps, déjà parmi les naturels et qui devaient posséder des renseignements assez précis sur la valeur numérique des principales tribus. Aussi n'est-on pas médiocrement étonné, en lisant le journal de Porter, de voir ce navigateur évaluer à 80 000 le nombre des habitants de Nuka-Hiva en 1813. Porter ayant longtemps séjourné dans cette île, dont il ne connut d'ailleurs qu'une petite fraction, ses renseignements ont toujours été considérés comme l'expression de la vérité; d'autant plus qu'il assure avoir eu 5000 guerriers sous ses ordres, ce qui ne l'empêcha pas de subir un échec.

Il n'est pas difficile de démontrer que le chiffre avancé par l'Américain Porter est inadmissible. En effet, la superficie de Nuka-Hiva est, à peu de chose près, de 360 kilomètres carrés; en 1813 il y aurait donc eu 222 habitants par kilomètre carré dans cette île. Or la population de la Belgique était, en 1860, d'après la supputation officielle, de 162 habitants par kilomètre carré et l'on sait qu'au point de vue des grands groupes nationaux, c'est la population la plus dense qu'il y ait au monde[2]. Si l'on considère, en outre, que le tiers à peine de la surface de Nuka-Hiva est habitable, on comprendra facilement que 80 000 naturels se seraient trouvés beaucoup trop à l'étroit dans cette île. D'ailleurs, le missionnaire Gracia qui vivait

---

[1] Cook évaluait à 200 000 le nombre des habitants de Tahiti. Voici quelle était la base de son calcul : En arrivant dans une baie, il multipliait le nombre des pirogues venues à sa rencontre par celui des hommes adultes qui montaient l'une d'entre elles. Du chiffre obtenu il déduisait celui des femmes, des vieillards et des enfants habitant cette baie. Quand il se portait un peu plus loin, il refaisait le même calcul sans s'apercevoir qu'il était suivi par les mêmes pirogues.

[2] Art. *Belgique*, in *Dict. encyc. des sc. méd.*, par Bertillon.

en 1840 aux Marquises écrit qu'une disette affreuse désola cet archipel et précéda, de quelques années seulement, l'arrivée de Porter; cette famine, au dire des naturels, fit périr au moins les deux tiers de la population. Les indigènes s'entre-dévorèrent pour apaiser leur faim. Si les ressources alimentaires furent insuffisantes pour assurer l'existence de 16000 personnes, comment 80000 individus auraient-ils pu vivre en temps ordinaire? J'accepte donc volontiers le chiffre de Krusenstern et, pour les raisons qui précèdent, je ne puis considérer comme sérieuse l'évaluation de Porter.

La superficie de Nuka-Hiva représentant le tiers environ de la superficie des îles habitées de l'archipel, il est probable que la population des Marquises était de 50000 âmes, au commencement de ce siècle.

Si nous nous rapprochons d'une époque où les erreurs d'appréciation n'avaient pas autant lieu de se produire, nous n'en constaterons pas moins la rapide disparition des naturels.

En 1838, le commandant de *la Vénus* évaluait la population de l'archipel à 20 000 indigènes ; ce chiffre est accepté par Vincendon-Dumoulin.

En 1856, M. Jouan ne trouve plus que 12500 Marquisiens. En 1863, l'Annuaire reproduit ce chiffre que M. Brulfert croit trop élevé d'un bon quart, en 1871. Je ferai tout d'abord observer qu'en l'espace de 8 ans il est fort possible que 3000 habitants aient disparu; qu'ensuite M. Brulfert ne donne pas les motifs de son appréciation.

En résumé, jamais on n'a su exactement le chiffre de la population des îles Marquises et je dirai avec M. Reybaud : « Rien n'est plus merveilleux que l'assurance avec laquelle on émet certains chiffres, si ce n'est toutefois la candeur avec laquelle ils sont reproduits et répétés. »

En 1882, pendant mon séjour aux Marquises, j'ai fait faire, district par district, le recensement de la population indigène. Les tableaux suivants, consultés plus tard, fourniront peut-être des données intéressantes pour une étude comparative[1].

---

[1] Ce recensement n'était pas inopportun En effet, dans les *Notices statistiques sur les colonies françaises* (année 1885), on voit le chiffre de 12000 habitants pour les îles Marquises, c'est-à-dire une erreur en trop de 7135

Groupe Nord-Ouest.

1° NUKA-HIVA [1].

NOMS DES DISTRICTS	HOMMES	FEMMES	TOTAUX
Taio-Haé.	90	94	184
Haapa.	17	6	23
Taïpi-Vaï	36	27	63 [2]
Houmi	42	35	77
Hatuatua.	27	20	47
Anaho	59	43	102
Hatihéu.	95	100	195
Akapa.	55	50	105
Apopani.	12	8	20
Pua	11	13	24
Akaoui	80	60	140
Totaux.	524	456	980

2° UA-UNA.

NOMS DES DISTRICTS	HOMMES	GARÇONS AU-DESSOUS DE 14 ANS	FEMMES	FILLES AU-DESSOUS DE 14 ANS	TOTAUX
Vaïtaké.	42	15	56	5	98
Vaïnaonao	6	2	6	»	14
Ananaï.	11	2	11	4	28
Hokatu.	23	4	17	5	49
Totaux. . . .	82	23	70	14	189

[1] Pour Nuka-Hiva seulement les chiffres m'ont été fournis par l'administration. Désireux de connaître la proportion des enfants des deux sexes âgés de moins de 14 ans comparativement à celui des adultes, j'en ai fait le dénombrement dans les autres îles.

[2] La seule vallée des Taïpis comptait, au dire de Porter, 5500 guerriers en 1813?? Elle possédait encore 300 habitants en 1871.

3° UA-PU.

NOMS DES DISTRICTS	HOMMES	GARÇONS AU-DESSOUS DE 14 ANS	FEMMES	FILLES AU-DESSOUS DE 14 ANS	TOTAUX
Akahau..........	14	5	18	13	48
Akamohui.......	22	5	14	4	45
Hohoï..........	30	6	30	6	72
Akatao.........	13	6	11	4	34
Akamahii.......	12	7	12	6	37
Akahotu........	6	3	5	1	15
Akuti..........	15	9	15	8	47
Akahétahau.....	21	9	19	6	55
Akanahi........	8	7	5	3	23
Totaux....	141	55	129	51	376

Groupe Sud-Est

1° FATU-HIVA.

NOMS DES DISTRICTS	HOMMES	GARÇONS AU-DESSOUS DE 14 ANS	FEMMES	FILLES AU-DESSOUS DE 14 ANS	TOTAUX
Omoa..........	106	29	100	14	249
Hanoua et Anahui..	15	3	11	5	34
Hanavavé......	56	9	56	12	133
Anamohé......	20	15	28	11	74
Anatéoné......	15	5	18	9	47
Anahohua......	34	8	35	11	88
Ouïa..........	5	1	5	3	14
Totaux....	251	70	253	65	639

2° TAHUATA.

NOMS DES DISTRICTS	HOMMES	GARÇONS AU-DESSOUS DE 14 ANS	FEMMES	FILLES AU-DESSOUS DE 14 ANS	TOTAUX
Vaïtahu........	51	18	56	15	143
Ivaiva........	5	1	4	»	10
Hanamoéno....	2	5	4	1	12
Motopu........	20	9	17	10	56
Vaïpua........	4	1	4	3	12
Hanoipu......	25	4	23	6	58
Anatétéha.....	19	12	17	9	57
Anatéio.......	9	2	13	2	26
Apatoni.......	43	7	36	14	100
Hanapoo......	7	2	8	2	19
Anamia........	7	4	7	9	27
Totaux....	195	65	189	71	520

3° HIVA-OA.

NOMS DES DISTRICTS	HOMMES	GARÇONS AU-DESSOUS DE 14 ANS	FEMMES	FILLES AU-DESSOUS DE 14 ANS	TOTAUX
Tahuku et Vaihaé. . .	26	13	33	13	85
Hanamaté et Omao .	47	11	48	13	119
Anaéé.	41	14	42	13	110
Ikiani.	21	3	17	5	46
Hanaupé.	32	17	32	19	100
Nahóé	17	4	21	5	47
Motuna.	10	4	14	2	30
Moéa.	10	7	14	1	32
Ooa.	11	5	10	5	31
Puamau.	151	65	167	52	435
Hanapaua..	75	11	67	10	163
Anatékua..	18	9	18	3	48
Anaïapa.	75	25	61	14	175
Hanaménu.	21	5	14	12	52
Anahi.	23	5	25	2	55
Anauaua.	15	4	13	4	36
Taoa.	98	32	76	21	227
Atuana.	148	45	142	37	372
Totaux. . . .	857	279	814	231	2161

RÉCAPITULATION

	Habitants du sexe masculin		Habitants du sexe féminin
Nuka-Hiva.	524	. . . . .	456
Ua-Una	105	. . . . .	84
Ua-Pu	196	. . . . .	180
Fatu-Hiva.	321	. . . . .	318
Tahuata.	260	. . . . .	260
Hiva-Oa	1116	. . . . .	1045
Totaux.	2522	. . . . .	2343
Total général	4865		

Ainsi, de 1838 à 1882, c'est-à-dire dans une période de 44 ans, le chiffre de la population est tombé de 20 000 à 4865 ; les trois quarts des Marquisiens ont disparu. Il n'est pas sans intérêt de présenter en un tableau les évaluations des différents auteurs.

	NUKA-HIVA	UA-UNA	UA-PU	FATU-HIVA	TAHUATA	HIVA-OA	TOTAL
Dupetit-Thouars (1838).	8,000	2,000	2,000	1,500	700	6,000	20,200
Jouan (1856).	2,700	350	1,100	1,800?	600	6,000?	12,550
Clavel (1882).	980	189	376	639	520	2,161	4,865

Il ne faudrait pas croire que, parmi les îles de la Polynésie orientale, les Marquises aient plus spécialement souffert. Prenons l'archipel des Gambier sur lequel j'ai des renseignemen exacts.

En 1838, les missionnaires portaient à 2141 habitants la population des îles Gambier; en 1871, M. Le Borgne poussait un cri d'alarme en ne trouvant plus que 936 indigènes [1]. En 33 ans, l'archipel avait donc perdu plus de la moitié de sa population. Or, de 1871 à 1881, c'est-à-dire dans une période de 10 années, la décroissance de cette population fut telle que je ne rencontrai plus que 480 naturels.

	Le Borgne (1871)		Clavel (1881)
Mangaréva	650 habitants	. . . . .	550 habitants
Taravaï	130 —	. . . . .	66 —
Akamaru.	129 —	. . . .	64 —
Aukéna	27 —	. . . .	
Total. . . .	936 habitants	. . . . .	480 habitants

Pour être tristes, ces chiffres n'en sont pas moins éloquents; ils nous permettent de prévoir l'extinction complète de la race polynésienne dans un avenir assez proche. Pour ce qui est de l'archipel des Gambier, la question ne fait pas l'ombre d'un doute, attendu que le nombre des femmes est à celui des hommes comme 1 est à 12. Du mois de mars à la fin de l'année 1880, il y eut 65 décès pour 5 naissances, dans cet archipel. Du 1er janvier au 1er septembre, il y eut 70 décès pour 6 naissances. Je ne m'étendrai pas plus longuement sur ce sujet que je me propose d'aborder un jour.

Aux Marquises, la situation est un peu moins noire, mais elle est assez inquiétante. Le nombre des femmes va, chaque jour, diminuant par rapport à celui des hommes, ainsi qu'il est facile de s'en convaincre en jetant un coup d'œil sur les tableaux précédents.

Voyons, maintenant, si nous trouverons dans les remarques physiologiques et pathologiques qui vont suivre l'explication de cette décroissance de la population.

---

[1] Voir *Archipel des Gambier*, par le docteur Brassac, in *Arch. de méd. nav.*, t. XXVI (1876).

A. PHYSIOLOGIE

Si la physiologie des hommes de race blanche ne laisse aujourd'hui que bien peu de chose à désirer, il n'en est plus ainsi quand il s'agit des races tropicales. Les Polynésiens orientaux, en particulier, n'ont guère été, du moins que je sache, étudiés à ce point de vue. Je n'ai certes pas la prétention de combler entièrement cette lacune, et les remarques qui suivent, faites en passant, ne donneront qu'une faible idée de la physiologie marquisienne. Muni des instruments du voyageur, j'ai dû me contenter des services qu'ils étaient capables de rendre. L'observation, dégagée de toute opinion préconçue, a fait le reste [1].

MENSTRUATION

Bien que la date des naissances n'ait pas été régulièrement enregistrée, du moins jusque dans ces dernières années, je tiens de personnes sérieuses et habitant depuis longtemps le pays, que la menstruation s'établit de très bonne heure chez les Marquisiennes. Il est tout à fait exceptionnel que ce phénomène n'apparaisse pas avant l'âge de treize ans, et il a lieu bien souvent avant celui de 12. Aussi le mariage canonique est-il autorisé à treize ans, je crois, pour les jeunes filles, époque à laquelle est établie la menstruation, dans l'immense majorité des cas.

- En pareille matière, les chiffres ne peuvent qu'être approximatifs ; mais il n'en est pas moins constant que, chez les Polynésiennes en général, l'apparition précoce des règles est un fait unanimement reconnu et constaté : c'est un des points les moins obscurs parmi ceux qui peuvent être éclairés avec des renseignements oraux.

On sait que, de toutes les raisons invoquées pour expliquer la précocité des femmes dans les régions tropicales, il en est deux principales : la haute température du climat et les unions ou rapprochements sexuels prématurés. Ces deux circonstances existent, *au maximum,* aux Marquises ; la seconde surtout,

[1] J'ai fait entrer dans cette étude des renseignements qui, bien que purement anatomiques, peuvent servir de base à des conclusions physiologiques, et cela pour obéir aux conseils de Broca.

ainsi qu'il résulte des remarques que j'ai faites à propos des caractères ethniques.

La nubilité suit de très près l'aptitude à concevoir, puisque l'on cite plusieurs exemples de grand'mères n'ayant pas plus de vingt-six ans. Mais il ne faudrait pas considérer cette donnée comme ayant une valeur absolue, car il ressort de 50 observations que l'âge approximatif[1] et moyen des femmes, lors de leur première grossesse, est compris entre la dix-septième et la dix-huitième année.

La durée de chaque période menstruelle est, en moyenne, de 4 jours, et la quantité de sang écoulé plutôt faible que forte chez les Marquisiennes bien portantes. On peut considérer ces deux renseignements comme exacts ; ils résultent des réponses qui m'ont été faites par un grand nombre de femmes. Ces réponses étaient tellement unanimes qu'on eût été disposé à croire qu'elles s'étaient entendues pour les faire, si mes informations n'avaient point été puisées dans les différentes îles de l'archipel.

Je n'ignore pas, d'ailleurs, que ce fait est en contradiction avec cette opinion, généralement admise, que l'abondance des pertes est plus considérable dans les régions chaudes que dans les pays froids. Mais s'il est bien démontré que les femmes d'Europe, après un certain temps de séjour dans les climats torrides, sont exposées à des pertes sanguines quelquefois très abondantes, il n'y a pas de raisons sérieuses pour admettre qu'il en soit ainsi chez les indigènes.

Il faut avouer, du reste, que cette question de la menstruation présente des côtés bien obscurs, et cela malgré de nombreuses recherches, malgré les explications qu'on a données de certaines particularités qu'elle présente, explications qui ont toutes un caractère plus ou moins hypothétique. A propos, par exemple, de la durée du flux menstruel, si variable suivant les femmes, « il a été accordé une certaine importance, dit Joulin, aux tempéraments et à la manière de vivre. Chez les femmes sanguines, robustes et actives, la durée serait assez courte ; chez celles, au contraire, qui ont un tempérament lymphatique, une vie molle et luxurieuse, on observerait qu'elle se prolonge davantage. Ces assertions peuvent être

---

[1] Je dis approximatif parce que les Marquisiens ignorent absolument leur âge.

vraies dans de certaines limites, mais les exceptions sont si nombreuses qu'il faut attendre, pour adopter cette manière de voir, des *documents* plus précis que ceux que nous possédons[1]. » Voici, pour ma part, ceux que je puis fournir : les Marquisiennes ont un tempérament lymphatique, une vie molle et luxurieuse ; elles sont, il est vrai, robustes pour la plupart, mais peu actives. Chez elles, la durée de l'écoulement menstruel devrait donc être assez longue ; or, il n'en est rien.

Le retour de chaque période semble être régulier chez les femmes bien portantes. Néanmoins les cas de dysménorrhée ne sont pas absolument rares. Même réflexion pour les cas de ménorrhagie et de leucorrhée surtout, accidents qui ne sont pas ignorés des Marquisiennes.

L'époque de la première apparition des règles est une occasion de fête pour la famille. ce qui n'empêche pas la femme d'être considérée comme *impure* pendant toute la durée du flux cataménial. Les naturels sont persuadés qu'une foule de maladies peuvent être déterminées par le contact d'une femme ayant ses règles.

Il est plus difficile d'indiquer l'époque de la ménopause, et je n'ai à cet égard aucun renseignement précis. Il m'est pourtant permis d'affirmer que la cessation des règles a lieu quelquefois assez tard, puisque j'ai été appelé à donner des conseils médicaux à la vieille reine de Nuka-Hiva, femme de cinquante-cinq ans environ, atteinte de ménorrhagies. J'ai profité de cette circonstance pour m'enquérir auprès d'elle de l'époque habituelle de la disparition des règles chez les Marquisiennes, et j'ai appris que son cas était exceptionnel, mais non d'une façon absolue. Cependant, s'il est bien démontré que la durée de la vie a une influence réelle sur l'époque de la ménopause, il faudrait admettre, *a priori*, que l'âge de retour arrive assez tôt aux Marquises. Nous verrons en effet, plus loin, que la longévité n'est pas chose commune chez les gens qui nous occupent.

FÉCONDITÉ

La fécondité et la stérilité se rencontrent en proportions à peu près égales, et ce fait a tout lieu de surprendre au premier

[1] Joulin. *Traité d'accouchements*, 1866, p. 122.

abord. Avant d'entreprendre des recherches à ce sujet, j'avais
interrogé plusieurs personnes ; mais leurs réponses contradictoires étaient loin de me satisfaire. Les unes affirmaient que
les Marquisiennes étaient d'une fécondité surprenante ; d'autres
étaient d'un avis absolument contraire ; d'autres enfin prétendaient qu'elles étaient moyennement fécondes. Toutes avaient
raison.

En effet, si divisant le nombre des femmes ayant passé l'âge
de retour par celui des enfants qu'elles ont eus, nous considérons le quotient comme un critérium, nous sommes obligés
d'admettre que la fécondité des Marquisiennes est égale à celle
des Anglaises, par exemple, puisque nous obtenons 4 enfants
et une fraction par tête. Mais en laissant de côté les femmes
stériles, nous avons un résultat bien plus satisfaisant : plus de
7 enfants par tête.

Enfin, si nous faisons une analyse plus complète, voici la
formule à établir : un peu moins de la moitié des femmes sont
stériles. Parmi celles qui ont eu des enfants, les deux tiers sont
très fécondes, celles du troisième tiers le sont peu ou d'une
façon moyenne.

Sur 47 Marquisiennes ayant passé l'âge de la ménopause
j'ai rencontré 20 femmes stériles ; les 27 autres ont eu 199 enfants.

4 femmes	ont eu chacune	1 enfant
3 —	—	2 —
2 —	—	4 —
1 —	—	5 —
2 —	—	6 —
3 —	—	8 —
1 —	—	9 —
9 —	—	10 —
1 —	—	12 —
1 —	—	29 —

Sur ces 199 enfants, il ne restait que 101 survivants ; 38 étaient
venus au monde mort-nés ; 50 étaient décédés dans les premiers mois ayant suivi leur naissance ; enfin 10 seulement
étaient morts après l'âge de puberté ; il y eut 6 accouchements gémellaires. J'ai rencontré, d'ailleurs, un certain nombre de jeunes femmes ayant eu des jumeaux, fait qui est très
commun aux Marquises. Ces jumeaux ne dépassent jamais le
nombre 2. On ne connaît pas de femme ayant eu 3 enfants à
la fois.

De cet exposé surgissent bien des questions à peu près inso
lubles. Et d'abord, à quelles causes attribuer les cas si fréquents de stérilité parmi les Marquisiennes? Est-ce affaire de
race? N'ayant aucun document précis à ce sujet, en dehors de
la population dont je m'occupe, je ne saurais trancher la
question pour ce qui est de la race polynésienne en général :
j'admettrais cependant volontiers l'énergique protestation des
femmes fécondes. On ne saurait faire entrer la fraude en ligne
de compte, car les enfants sont on ne peut plus désirés, et les
femmes qui n'en ont point le regrettent tellement, qu'elles en
adoptent toujours.

L'étonnante facilité avec laquelle les Marquisiennes se livrent, toutes jeunes, au premier venu, donnerait peut-être en
partie l'explication de ces nombreux cas de stérilité. Celles qui,
arrivées à peine à l'âge de puberté, ne sont pas surveillées
d'une manière spéciale deviennent, à l'occasion de certaines
fêtes, les victimes d'une coutume bizarre : elles doivent accorder
leurs faveurs à tous les hommes de la tribu. Les exemples de
femmes ayant eu 50 amants et plus dans la même journée ne
sont pas rares; d'ailleurs, plus le chiffre en est élevé, plus
grand est l'orgueil de l'héroïne. Mais elle paye souvent cet
acte de haute galanterie par une vaginite, une métrite[1] et autres
affections des organes génitaux qui, bien entretenues par la
dépravation des mœurs et l'absence de tout soin, passent à
l'état chronique et peuvent ainsi devenir un obstacle à la conception, sous l'influence de l'altération du liquide utéro-
vaginal.

La grande mortalité des enfants, soit au moment de l'accouchement, soit dans les premiers mois qui suivent la naissance, ne saurait être attribuée ni à l'avortement provoqué, ni
à l'infanticide. Ces crimes sont à peu près inconnus aux Marquises, l'infanticide surtout, si commun dans les îles de la
Société, au point qu'il était *légal* autrefois.

La syphilis constitutionnelle peut-être, la lèpre et le mode
d'alimentation des nouveau-nés surtout, sont, à mon avis, les
principaux facteurs de cette effrayante mortalité. Les méfaits
de la première sont bien connus. Nous verrons que les lépreux
sont en nombre considérable, et si la maladie n'est pas conta-

----

[1] Quelquefois une pelvi-péritonite et même la mort.

gieuse, elle est certainement héréditaire ; ce qui prouve qu'un
certain nombre d'enfants issus de lépreux peuvent, malheureusement, atteindre l'âge de puberté, mais ce qui ne prouve
pas qu'ils l'atteignent toujours. Enfin nous connaissons déjà le
mode défectueux d'alimentation des nouveau-nés.

Avant de terminer ce sujet, je crois devoir mentionner d'une
façon spéciale le cas surprenant de fécondité de la femme aux
29 enfants. Cette femme, que j'ai rencontrée à Vaitahu (île
Tahuata), n'est pas trop mal conservée. C'est avec un orgueil
bien légitime qu'elle m'a donné les noms de ses 22 garçons et
de ses sept filles. Elle a perdu 18 enfants, dont 2 à la guerre,
4 par accidents, 6 à l'âge adulte et 6 entre deux et douze ans
(maladies diverses). Sa progéniture semble marcher sur ses
traces, car elle est 49 fois grand'mère et ne tardera pas à voir
les enfants de ses petits-enfants. Cette progéniture serait
l'œuvre d'un seul mari, décédé il y a quelques années. Elle a
eu 3 accouchements gémellaires [1] ; pas un de ses enfants n'est
venu au monde mort-né. Un de ses rejetons naquit avec une
oreille en moins ; son 29e, nouvel Esaü dont elle ne parle
qu'avec horreur, vint au monde couvert de poils d'une longueur démesurée ; elle crut avoir accouché d'un animal ou
d'un diable, et n'hésita pas, de concert avec son mari, à l'é-
craser contre une muraille, acte qui ne lui a pas laissé, du
reste, le plus petit remords.

PROGÉNITURE DE LA MARQUISIENNE TAHIAVAHIPU-RUTOVIKA ET DU MARQUISIEN KAPIÉFITU
(ILE TAHUATA)

Garçons		Filles	
Héofafa.	a eu 10 enfants	Tuhimahi-Télé. a eu 2 enfants	
Api.	— 2 —	Taiatoo-Atua. . — 4 —	
Vaha (mort à la guerre). . .	— 0 —	Fatihuu (morte	
Tahiféa.	— 7 —	adulte). . . — 0 —	
Mohuu	— 5 —	Taiatoétia (mor-	
Tehévo.	— 2 —	te adulte). . — 4 —	
Atahéfitu	— 2 —	Pépahikéhu . . — 4 —	
Taféta (mort à la guerre) . .	— 1 —	Taiaakakaï. . . — 0 —	

[1] Il est assez intéressant de noter que les 6 accouchements gémellaires accusé
par les 27 femmes ayant passé l'âge de la ménopause se rapportent tous à celle
qui ont eu beaucoup d'enfants. Chez les Marquisiennes, il y aurait donc une relation bien évidente entre la grossesse gémellaire et une aptitude toute spéciale à
la conception ; d'où la possibilité de prédire une nombreuse progéniture aux jeunes
femmes ayant eu déjà des enfants jumeaux.

Garçons.			Filles.		
Hilio (mort à 6 ans)	a eu 0	enfants.	Kakuhéi (morte		
Tupahii (mort adulte) . . .	— 0 —		à 2 ans). . .	— 0 —	
Tihatété —	— 0 —				
Topé (mort d'accident). . .	— 0 —				
Pahoo (mort adulte)	— 0 —				
Vaapu (mort à 6 ans). . . .	— 0 —				
Pohii (mort d'accident). . .	— 0 —				
Konuaiki (mort adulte). . .	— 0 —				
Tóhétia (mort à 4 ans) . . .	— 0 —				
Huahéinui (mort à 12 ans).	— 0 —				
Atatoua (mort d'accident)...	— 1 —				
Tohubu (mort d'une chute) .	— 2 —				
Tanuere	— 3 —				
X. (tué par la mère). . . .	— 0 —				

ACCOUCHEMENT

Pendant toute la durée de la gestation et jusqu'au dernier moment, la femme ne modifie en rien son train de vie ordinaire. Elle vaque à ses occupations qui, à vrai dire, ne sont pas très fatigantes en général. Un état de grossesse avancée ne l'empêche point de se jeter à la mer et d'y séjourner des heures entières.

Lorsque les premières douleurs se font sentir, les membres de la famille et quelques voisins complaisants se réunissent pour assister la patiente. Celle-ci, quand l'accouchement est imminent, s'assied à terre ou sur une natte, le dos appuyé contre un objet dur ou soutenu par une personne accroupie derrière elle. Une femme, qui est ordinairement la mère ou une parente, se tient en face, prête à intervenir. Cette aide, dès que la tête du fœtus apparaît à la vulve, s'assied entre les jambes de la patiente, entoure son gros orteil droit d'un morceau de tapa et l'applique fortement sur le périnée de celle-ci, manœuvre ayant pour but de prévenir la rupture de cette région au moment du dégagement de la tête. Si l'aide est la mère ou une proche parente, elle déchire le cordon ombilical avec ses dents; dans le cas contraire, elle le lie solidement avec de la tapa et le sectionne ensuite avec un instrument tranchant quelconque. La délivrance a lieu spontanément et ne nécessite, d'ordinaire, aucune intervention.

M. Radiguet a recueilli les renseignements suivants : « Si la malade est une *atapéiu* [1], une matrone sépare, d'un coup de

[1] Femme de haut rang.

dent, les liens du nouveau-né ; les assistants reçoivent sur la
tête le sang qui en sort et qui ne doit toucher qu'un objet
sacré. On court ensuite enterrer le placenta au milieu d'un
passage fréquenté qui, suivant les croyances du pays, dès lors,
acquiert la vertu de disposer à la fécondité les femmes qui le
traversent. »

Les choses ont lieu comme je l'ai indiqué quand l'accouchement est naturel. Mais il n'en est pas toujours ainsi, les cas de
dystocie étant assez fréquents aux Marquises.

Quand l'accouchement tarde à se faire, au bout de 2 ou
3 jours de souffrances par exemple, la famille se désole et ses
lamentations, jointes aux cris de la patiente, ameutent les
voisins autour de la case. Dans cette circonstance, un chef
avait autrefois le triste privilège d'ordonner des sacrifices
humains pour aider à la délivrance de sa femme. C'est ainsi
que 5 Canaques, d'après M. Eyriaud des Vergnes, furent mis à
mort à l'occasion des couches de la mère de Témoana, le
dernier roi de Nuka-Hiva.

De nos jours, les choses se passent d'une façon moins tra-
gique. Le mari confectionne un bouquet avec des fleurs et des
feuilles spéciales et se rend, muni de cadeaux, auprès d'une
matrone ou sorcière réputée experte en l'art des accouchements. Celle-ci examine avec attention le bouquet, interrogeant
surtout les fleurs. Elle reconnaît à la disposition des corolles
si l'accouchement doit avoir une issue funeste ou heureuse.
Dans le premier cas elle congédie sans pitié le mari désolé,
tout en acceptant le cadeau[1] ; dans le second, elle se rend sans
mot dire et en affectant des airs importants, auprès de la
patiente qu'elle assiste en opérant une sorte de massage sur
la région abdominale, massage accompagné de tours de passe-
passe variés, de paroles plus ou moins cabalistiques et d'onc-
tions avec le suc du *mahi* ou cresson commun. Malgré l'intervention de la sorcière, les insuccès sont fréquents, mais elle
trouve toujours une explication assez valable pour ne pas
perdre de son prestige.

Nous savons que, si ses forces le lui permettent, la mère va
prendre un bain général et de courte durée dans un ruisseau
voisin, et cela presque immédiatement après l'accouchement.

_____

[1] Il est probable que la détermination prise par la sorcière dépend de l'importance du cadeau.

Les soins qu'elle donne à son enfant ont été décrits. Ici, je
signalerai la coutume la plus étrange qu'on puisse imaginer :
dans les 24 heures qui suivent la parturition, la nouvelle
accouchée ne manque pas d'accorder ses faveurs à son mari ;
s'il hésite, elle le supplie d'y répondre, car ce sacrifice à
Vénus est indispensable et garantit à la femme un prompt
retour à la santé.

Les suites de couches sont en général très bonnes et la
femme se relève promptement ; pendant cinq ou six jours elle
a soin de manger sa popoï chaude : c'est là tout le traitement
qu'elle suit. Je parlerai de la lactation à propos de la physiologie des organes sécréteurs.

J'ai dit que les cas de dystocie étaient assez fréquents ; les
exemples de femmes qui meurent en couches ne sont pas
absolument rares. Ils doivent être même plus fréquents qu'on
ne le pense, ainsi que le démontrent et les sacrifices humains
auxquels on avait autrefois recours et l'intervention des sor-
cières tout spécialement chargées de soigner les femmes
grosses, et le grand nombre des enfants qui viennent au monde
mort-nés.

Je ne crois pas que, chez les Marquisiennes, les causes de
dystocie proviennent de leur bassin, bien que mon opinion à
cet égard ne soit basée que sur les apparences. Rien ne saurait,
en effet, faire soupçonner chez elles des vices de conformation
du bassin : leur haute stature, leur démarche assurée, leur port
droit, le développement des hanches, la rareté des boiteuses
et des rachitiques, tout parle en faveur de la bonne constitution de la ceinture osseuse chez les Marquisiennes. Il serait
intéressant d'avoir des données exactes sur ce point ; mais cette
étude est fort difficile à faire, car il est à peu près impossible,
en dehors des crânes, de se procurer des pièces sèches. Sur le
vivant, les dimensions moyennes suivantes résultent de 30 mensurations prises avec le compas d'épaisseur, pour une taille
moyenne de $1^m,630$.

Distance des 2 épines iliaques antéro-supérieures. .	$0^m,228$
— maxima des 2 crêtes iliaques.	$0^m,255$

Ces mesures indiqueraient une largeur moindre du bassin à
ce niveau chez les Marquisiennes, comparativement aux femmes

de race blanche, mais supérieure à celle que l'on constate
chez les négresses[1]. En est-il ainsi pour le petit bassin?

CROISEMENTS ET MÉTIS

On voit, disséminés sur plusieurs points de l'archipel, des
métis de Marquisiennes et de Sandwichiens, de Chinois, de
Nègres et de Blancs. Une trentaine de naturels des îles Gilbert,
dits *Aroraï*, engagés en qualité de travailleurs par les colons,
ne paraissent pas encore avoir eu des relations avec la population indigène; ils se sont faits, d'ailleurs, suivre de leurs
femmes et, par ce motif, n'ont point contribué à la production
de métis nouveaux. Ce sont des gens laborieux et taciturnes
qui forment une petite colonie à part et vivent à leur manière
à Hiva-Oa, où ils cultivent le coton.

En considérant, d'une part la provenance des étrangers dont
la plupart appartiennent à des races essentiellement différentes
de la race polynésienne; d'autre part leur nombre assez élevé
relativement à la population indigène, il semblerait que la
question des croisements dût donner lieu à une étude fructueuse. A l'heure actuelle on peut tout au plus, par analogie
avec ce qui se passe à Tahiti, formuler des prévisions.

Les métis, qui se voient surtout à Nuka-Hiva, sont encore
très jeunes pour la plupart. La raison de ce fait est facile à
comprendre : l'arrivée des étrangers aux Marquises ne date
guère en effet que de 1842. Avant cette époque, les matelots
des baleiniers américains sont les seuls gens qui, par la nature
de leur profession, aient eu l'occasion de fréquenter des parages
réputés inhospitaliers et parfaitement isolés par leur position
géographique. Aussi leur contact avec la population féminine
n'a-t-il point laissé de traces bien marquées au point de vue
du métissage. Depuis la prise de possession, les relations entre
Marquisiennes et individus de races diverses ont donné naissance à des produits dont le nombre, il faut l'espérer du
moins, s'accroîtra de jour en jour.

Les métis de Marquisiennes et de Tahitiens ne méritent pas

---

[1] On sait que le diamètre transversal du détroit supérieur s'obtient en divisant
par 2 la distance qui sépare les crêtes iliaques. Dans le cas particulier, les Marquisiennes auraient donc un diamètre transverse de 0m,127, c'est-à-dire inférieure de
5 millimètres à celui des femmes de race blanche.

à proprement parler cette dénomination, puisque leur origine est essentiellement polynésienne. J'en dirai autant des enfants à pères Sandwichiens. Ces deux catégories de métis ne se distinguent des enfants de race pure que par des caractères insignifiants et, dans tous les cas, difficiles à mettre en évidence.

Les métis de Marquisiennes et de Chinois portent à un haut degré l'empreinte du mélange, mais semblent tenir beaucoup plus de ceux-ci que de celles-là. Leurs yeux bridés et obliques, leurs pommettes saillantes, les font reconnaître à première vue. Ils sont forcément très jeunes puisque l'arrivée des Chinois aux Marquises coïncide avec la suppression des travaux de la plantation d'Atimaono (*Tahiti*) et ne remonte pas à plus de 12 ans [1].

Quelques nègres des Antilles ou d'ailleurs sont venus s'établir à Nuka-Hiva. Leurs rejetons, très rares, présentent des caractères physiques intermédiaires à ceux de leurs parents, caractères ayant trait surtout à la nature de leurs cheveux et à la coloration de leur enveloppe cutanée. La chevelure de ces métis est extrêmement fine et abondante, assez longue et ondulée, mais donnant au toucher la sensation d'une véritable toison. Il semble que, par le fait du mélange, les cheveux se soient péniblement déroulés; leurs sinuosités nombreuses, formées de spirales très courtes, permettent d'allonger d'un tiers au moins ces chevelures en opérant une traction sur leur extrémité libre. La coloration de la peau de ces métis est très bien représentée par le n° 38 du tableau chromatique de la Société d'anthropologie [2]. A un autre point de vue ils sont, paraît-il, nerveux, impatients, irascibles.

Les blancs sont, de tous les étrangers, les plus nombreux de beaucoup puisqu'ils dépassent le chiffre de 100, en y comprenant les soldats d'infanterie de marine et les fonctionnaires. Ce chiffre est accidentellement accru par la présence des navires de commerce ou de guerre dont les équipages, par leurs relations faciles avec la population féminine, doivent entrer en ligne de compte au point de vue qui nous occupe. Aussi les métis de Marquisiennes et de Blancs se voient-ils en plus grand nombre que les précédents. Quelques-uns ont

---

[1] Ces notes ont été prises en 1882.

[2] Ce tableau est annexé au tome III des *Arch. de méd. nav.*, mois d'avril 1865.

atteint déjà l'âge de puberté, plusieurs ont dépassé la trentaine, mais la plupart sont des enfants encore. Ils sont désignés sous le nom de *demi-blancs* et présentent des caractères mixtes qui les font très aisément reconnaître. Suivant qu'ils procèdent d'individus à peau très blanche (Anglais et Allemands) ou d'individus à teint plus foncé (Français, Italiens et Espagnols), ils offrent une coloration cutanée qui varie dans des limites assez restreintes du reste. Il n'est pas jusqu'à la carie dentaire, triste apanage de la race blanche, qui ne trahisse aussi quelquefois l'influence de cette race.

Les demi-blancs adultes, hommes ou femmes, s'unissent volontiers avec les indigènes de race pure et c'est même le cas le plus ordinaire. Entre eux, leur union n'a pu s'effectuer que rarement jusqu'alors, en raison de leur petit nombre. Pourtant il en est déjà résulté des rejetons qui permettent de croire à l'*eugénésie* entre demi-blancs. Cette eugénésie, d'ailleurs, est aujourd'hui parfaitement établie à Tahiti dont la population, à Papeete surtout, est en majorité représentée par des métis soit de premier sang, soit d'un premier croisement de retour. Enfin l'histoire des Pitcairniens corrobore cette manière de voir.

On sait que 9 Anglais, quelques Tahitiens et des Tahitiennes ont suffi pour peupler une île inhabitée au moment où ils l'abordèrent. De l'union des métis entre eux est résulté un accroissement rapide de population en l'espace de 66 ans (de 1790 à 1856). A cette dernière date, en effet, l'île de Pitcairn ne comptait pas moins de 194 habitants. Donc, en raison de l'identité de race existant entre les Tahitiennes et les Marquisiennes il est permis de conclure non seulement à la fécondité du croisement entre les blancs et ces dernières, mais encore à la fécondité des métis qui s'uniront entre eux.

La fécondité du croisement entre ces métis et l'une ou l'autre des deux races mères n'est pas douteuse non plus, mais les fruits qui en résultent paraissent revenir, dès le premier croisement de retour, presqu'au type soit de la race A, soit de la race B, à tel point qu'il devient parfois très difficile à première vue de mettre en relief les caractères propres tant aux métis A^2B qu'aux métis B^2A. Il est facile de vérifier le fait sur les rejetons qui procèdent de l'union d'un demi-blanc ou d'une demi-blanche avec une Marquisienne ou un Marquisien, et je l'ai constaté chez des enfants issus d'un Espagnol et d'une demi-blanche.

Cependant il semble que l'influence du facteur A (blanc) soit plus considérable que celle du facteur B. Dans le plus grand nombre des cas on reconnaît encore les métis de l'union d'un demi-blanc avec une indigène, mais il faut apporter une plus grande attention pour reconnaître ceux du premier croisement de retour vers la race supérieure. Je crois pouvoir affirmer que les fruits du deuxième croisement de retour effectué dans l'un ou l'autre sens reviendront tout à fait au type de la race A ou de la race B.

Je n'ai pas remarqué d'infirmités dans la population métisse. Quant aux aptitudes pathologiques, elles semblent se transmettre aux métis. Exemple : sur trois frères, demi-blancs issus d'un Italien et d'une mère lépreuse, deux ont la lèpre. Le troisième, de qui je tiens ce renseignement, n'est pas encore atteint de cette affection mais est persuadé qu'il n'y échappera pas, ce qui prouve, en passant, qu'aux Marquises on croit à la transmission de la lèpre par hérédité.

Les demi-blancs paraissent doués de beaucoup d'intelligence, mais il est assez difficile d'établir sous ce rapport un parallèle entre eux et les enfants marquisiens de race pure, ces derniers étant eux-mêmes très bien partagés du côté des facultés intellectuelles.

En résumé, la question des métis n'offre aujourd'hui qu'un faible intérêt au point de vue physiologique, en raison de l'âge et du petit nombre de ceux-ci. Les indigènes sans mélange de sang étranger, adultes ou non, forment la grande majorité de la population. Dans un avenir assez proche, il y aura lieu d'étudier les résultats des croisements qui se sont déjà produits et qui se produiront encore entre cinq ou six races, les unes fort dissemblables, les autres plus ou moins rapprochées. Tout ce qu'on est en droit d'affirmer pour l'instant, c'est d'une part la fécondité du croisement entre les Marquisiennes et tous les étrangers, quelle qu'en soit la race, d'autre part la validité des métis.

Il est à peu près certain que les enfants de pères nègres ou Sandwichiens ne fourniront jamais qu'un maigre contingent; ils sont destinés à se fondre peu à peu avec le reste de la population et à revenir, par des croisements de retour, au type maternel. En effet, les Sandwichiens qui habitent les Marquises n'y sont guère appelés que par leurs fonctions de pasteurs : or quelques individus suffisent à la tâche. Pour ce qui est des Nègres, la question doit être réservée, leur immigration étant subordonnée à l'importance que prendra peut-être un jour la culture du coton. Le peu d'empressement des indigènes à s'associer aux travaux des colons ne permettant pas de compter sur l'appui de leurs bras, il serait possible que ces derniers fissent venir des travailleurs soit des Nouvelles-Hébrides, soit d'ailleurs, ainsi que cela s'est déjà présenté. Pour l'instant, je le répète, le nombre des Nègres que l'on voit dans l'archipel est très restreint[1].

Je n'en dirai pas autant des Chinois dont la petite colonie est actuellement représentée par une cinquantaine d'individus, gens travailleurs et qui se fixent volontiers pour un temps assez long dans les pays où ils espèrent trouver la fortune.

VIGUEUR CORPORELLE

Les éléments qui nous permettent d'apprécier l'énergie vitale sont : la taille, le développement du tissu musculaire, le poids du corps, les essais dynamométrique et spirométrique, le périmètre thoracique, etc.

1° *Stature*. — J'ai déterminé la taille de 170 Marquisiens et de 50 Marquisiennes par le procédé de la grande équerre et du double mètre articulé fixé à une paroi bien verticale. Les sujets, tous adultes, ont été pris au hasard et toisés suivant les règles prescrites. Résultat :

Taille moyenne des hommes	1^m,751
— femmes	1^m,618

Par conséquent la femme est plus petite que l'homme de 0^m,133, c'est-à-dire d'un peu plus de 7 1/2 pour 100 de la taille de celui-ci.

Chez les hommes, la plus petite taille observée est de 1^m,617 et la plus grande de 1^m,875 ; chez les femmes la taille la plus faible est de 1^m,533 et la plus élevée de 1^m,710.

Comparés aux naturels des Gambier, des Tuamotu et des îles de la Société, les Marquisiens auraient une taille sensiblement égale à celle des indigènes des Tuamotu et un peu supérieure à celle des Polynésiens des deux autres provenances, ainsi que l'exprime le tableau suivant :

Iles Marquises	170 hommes	1m,751
— Sous-le-vent. . .	55 —	1m,742
— Gambier.	12 —	1m,739
— Tuamotu.	8 —	1m,752

La dernière série est faible, mais les deux précédentes sont assez fortes, attendu qu'il n'y a pas plus d'une centaine d'adultes aux îles Gambier.

Quoi qu'il en soit, la taille moyenne de ces 245 Polynésiens réunis est de 1m,748. Dans son *Traité d'anthropologie*, M. Topinard assigne aux Polynésiens une taille moyenne de 1m,762, d'après 15 séries[1].

J'ai eu l'occasion de voir les naturels de l'archipel de Cook, des Tubuaï, de Rapa, des îles Samoa, Wallis et Tonga, mais je ne les ai pas toisés. Il m'a semblé que leur stature était à peu de chose près semblable à celle des indigènes du tableau précédent.

Les Marquisiennes n'ont pas grand'chose à envier aux femmes des îles de la Société (îles Sous-le-Vent) dont la taille moyenne, calculée d'après 40 observations, est de 1m,620. Différence : 2 millimètres à l'avantage de ces dernières.

Parmi les nombreux Polynésiens qui se sont offerts à ma vue, je n'ai pas rencontré un seul cas de nanisme, ni de gigantisme[2].

2° *Développement du système musculaire.* — A cette haute stature correspond un splendide développement du système musculaire. A la pression du doigt on sent, au niveau des parties molles, une résistance de bon aloi, bien que le tempérament des Marquisiens soit surtout lymphatique. Le tissu cellulaire n'est presque jamais trop abondant et l'on ne rencontre que rarement cette tendance à l'obésité si fréquente chez les indigènes de l'archipel de Cook, des îles de la Société, des Tonga, etc. La finesse des articulations (à l'exception de la tibio-tarsienne) fait encore mieux ressortir les saillies muscu-

---

[1] L'*Anthropologie*, par le docteur Topinard.
[2] Un habitant de Huaheiné (île Sous-le-vent) avait une taille de 1m,960 et ses compatriotes le considéraient comme un géant; après lui venait un individu de Bora-Bora ayant 1m,910.

laires des membres. Il est certain que les habitants des Marquises ont des formes admirables et qu'ils pourraient encore aujourd'hui servir de modèles pour la statuaire ainsi que l'ont avancé Cook et les navigateurs venus après lui. Il m'est souvent arrivé d'assister à leurs danses, exercice qui exige un costume élémentaire et d'admirer non seulement les formes mais aussi la magnifique prestance de ces indigènes. Il est impossible de ne pas remarquer le mâle relief des muscles pectoraux et deltoïdiens contrastant avec un cou bien dégagé, le développement non disgracieux des régions fessières qui augmente le degré d'inflexion de la courbure lombo-sacrée, déterminant ainsi une légère *ensellure*, la forte saillie du mollet dont la hauteur est des plus convenables.

Naturellement le tissu cellulaire des femmes est plus abondant que celui des hommes, mais il est bien rare de rencontrer des Marquisiennes obèses.

L'usage du corset leur étant inconnu, la circonférence abdominale, au niveau de la ceinture, est assez grande. Leurs seins sont ordinairement bien développés, et les plus maigres ont une forte poitrine.

En général donc, les indigènes des deux sexes sont d'une corpulence moyenne.

Les individus maigres sont plus nombreux que les individus gras, ainsi que l'indique le tableau ci-dessous comprenant 200 observations :

	Hommes		Femmes
Obèses.	1	. . . .	2
Gras.	3	. . . .	8
Moyens	78	. . . .	78
Maigres [1].	18	. . . .	12

Les moyennes suivantes, fournies par 60 mensurations, donnent une idée de la conformation du tronc et du segment inférieur du membre abdominal :

	Hommes	Femmes
Circonférence thoracique sous-axillaire.	935$^{mill.}$,6	848$^{mill.}$,8 [2]
— abdominale (à la ceinture)	813 ,6	752 ,1
— maxima de la jambe (mollet). . . .	382 ,7	334 ,6
— minima de la jambe (sus-malléolaire).	230 ,0	203 ,3

[1] Presque tous les individus maigres étaient des mangeurs d'opium ou des buveurs de kava.

[2] Chez les femmes, j'ai eu soin d'éviter la saillie des mamelles.

3° *Poids du corps.* — Je n'ai pas fait de recherches sur ce point. Cependant mes observations *de visu* permettent de penser que le poids moyen des Marquisiens est plus considérable que celui des individus de race blanche et de la plupart des races colorées. J'ai, pour formuler cette supposition, deux données : l'une est relative à leur taille élevée qui les place, au point de vue de la stature, immédiatement après les Patagons ; l'autre à leur corpulence moyenne et à leur musculature développée.

4° *Force musculaire.* — Avant de donner les résultats de quelques expériences dynamométriques, il n'est pas sans intérêt de rappeler ici la manière de voir d'un homme qui a vécu longtemps parmi les Polynésiens :

« J'ignore, dit Moerenhout, à quelle source ont puisé leurs documents, ou quels moyens ont employé ceux qui ont peint les Polynésiens comme faibles et débiles, et ne veux pas contester ici l'exactitude de leur dynamomètre ; mais, moi, pendant près de six années de séjour, j'ai eu d'autres moyens de les éprouver. C'étaient des caisses d'arrow-root, espèce de cassave, de trois à quatre cents, des barils, des sacs et des balles de toute espèce de marchandises, des pièces de bois de mille à deux mille livres, transportés de l'intérieur au rivage, par un petit nombre d'hommes. C'étaient soit des voyages de 10 à 20 lieues dans des embarcations et à la rame, pendant les plus grandes chaleurs du jour, soit des courses dans les montagnes, où un même homme m'a porté cent fois au travers des torrents ; et, par tous ces travaux, j'ai toujours vu que, tout en ayant moins d'habitude, moins d'adresse, moins d'expérience que les blancs, ils leur étaient néanmoins supérieurs, quand il s'agissait de lever ou de charrier de pesantes masses ou de supporter des fatigues et des privations. »

Ce passage de Moerenhout rend bien compte de ce qu'on observe tous les jours aux Marquises. Je citerai un exemple entre mille : des fardeaux fixés aux deux extrémités d'un bambou, tels que je ne les soulevais de terre qu'à grand'peine, ont été transportés au pas gymnastique et d'une seule traite, de la baie de Taio-haé à celle de Hatihéu, par un indigène d'environ vingt ans et ne paraissant pas plus vigoureux que les autres Marquisiens. Or, la route escarpée qui relie ces deux points n'a pas moins de 15 kilomètres ; elle traverse l'île de Nuka-

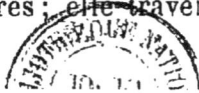

Hiva dans toute sa largeur et passe au milieu des *Opata*, précipices qui tombent dans la vallée de Taïpi-Vaï. Les gens faibles et débiles ne font point cela. Nous aurons beau faire et beau dire, nous sommes aux yeux des Marquisiens des *poïtis* (des enfants).

Et, en vérité, il faut que notre amour-propre entre bien vivement en jeu pour contester aux Polynésiens en général et aux Marquisiens surtout, une vigueur qui se remarque au premier abord ! J'ai connu des personnes qui ne leur refusent point cet avantage, mais qui, sans raisons sérieuses, déclarent qu'ils ne pourraient soutenir longtemps un grand effort. C'est là une nouvelle hypothèse toute gratuite et qui est infirmée par l'opinion de tous les Européens qui les connaissent de longue date. Tout au plus pourrait-on faire intervenir ici la question de l'alimentation des naturels, peu riche en principes azotés ; mais nous savons que, chez nous, les campagnards dont la nourriture est plus végétale qu'animale, ne le cèdent point, comme résistance à la fatigue, aux citadins qui font plus souvent usage de viandes. Voici maintenant quelques chiffres :

A l'aide du dynamomètre de Mathieu, j'ai déterminé la force de pression de la main droite chez 30 Marquisiens d'un âge moyen d'environ vingt-sept ans huit mois, et chez 30 Marquisiennes de vingt-deux ans. J'ai obtenu les résultats suivants exprimés en kilogrammes :

Hommes . . . . 52 kil.
Femmes 34,50

Or, 103 hommes de l'équipage du *Hugon* ayant de 20 à 45 ans, et un âge moyen de 26 ans 5 mois, m'avaient fourni, au départ de Brest [1], une force moyenne de pression manuelle de $48^k,32$.

Quinze canonniers du même navire, gens entraînés et appartenant à la catégorie professionnelle de beaucoup la plus vigoureuse, ayant un âge moyen de 26 ans, m'avaient donné, également au départ, une force de pression manuelle de $51^k,43$. Je dois ajouter cependant que parmi l'équipage, j'ai rencontré 21 hommes dont la force de pression manuelle droite dépas-

[1] Je spécifie cette circonstance pour qu'on ne soit pas tenté d'attribuer la vigueur moindre des matelots à leur séjour prolongé dans un pays chaud.

sait un peu le chiffre de 52ᵉ,52ᵏ,11, représentant celle de Marquisiens pris au hasard. En revanche, je suis convaincu que les naturels n'ont pas fourni toute la force dont ils étaient capables. Malgré mes explications pour la tenue de l'instrument, ils ne le saisissaient pas dans les conditions les plus favorables ; ils ne l'empoignaient pas bien. Tandis que les matelots mettaient une sorte d'amour-propre à faire progresser le plus loin possible l'aiguille du dynamomètre, les naturels au contraire, craignant de l'abîmer, ne déployaient pas toute l'énergie qu'ils auraient pu montrer.

Je sais bien que la force manuelle n'est pas un critérium certain de vigueur, et que tel individu nerveux, mais chétif d'apparence, étonnera souvent, dans cette expérience dynamométrique, une personne robuste. Des recherches sur la force de traction horizontale eussent été beaucoup plus concluantes ; mais il ne m'a pas été possible de réunir un nombre suffisant d'observations sur ce point. En effet, dans la plupart des baies où je descendais, le sol était muni d'aspérités, inégal, conditions fâcheuses pour les expériences de traction horizontale.

5° *Relation entre la taille et le périmètre thoracique.* — Cette étude est une nouvelle source où nous pouvons puiser, pour nous rendre compte de l'incontestable validité des Marquisiens

Le périmètre thoracique a été pris, comme le veut M. Fonssagrives, avec le ruban métrique passant au niveau des mamelons, le sujet ayant les bras levés, les mains réunies sur la tête, les talons joints, et comptant lentement et à voix haute, de 1 à 10.

Seeland [1] a tiré de 4930 observations pratiquées sur des soldats, cette conclusion que le périmètre thoracique a dépassé en moyenne la demi-taille de 0ᵐ,058, et établi que, à vigueur égale, la différence du périmètre thoracique avec la demi-taille, est d'autant plus forte que le sujet est moins grand.

J'avais, pour mesurer la validité des Marquisiens, des recherches comparatives bien faciles à faire. J'ai pris 27 matelots du *Hugon,* d'une constitution vigoureuse, ayant de 25 à 37 ans, c'est-à-dire l'âge correspondant à celui de 27 naturels qui m'ont

[1] Voir *Hygiène navale*, page 14.

servi à établir le parallèle entre les premiers et les seconds. Or, voici le résultat de ces recherches :

Taille moyenne des 27 matelots	1ᵐ,6389	
— 27 Marquisiens	1ᵐ,7473	
Périmètre thoracique des matelots	0ᵐ,8826	
— Marquisiens	0ᵐ,9370	

Chez les premiers, le périmètre thoracique l'emporte sur la 1/2 taille de   0ᵐ,0631
Chez les seconds   —   —   0 ,0633

Donc : 1° Les 27 matelots l'emportent de 0ᵐ,005 en moyenne sur les soldats de Seeland, ce qui s'explique :

a. Par la plus haute stature des soldats (loi établie par l'auteur);

b. Par l'âge plus favorable des matelots.

2° Les Marquisiens ont un périmètre thoracique qui l'emporte sur la demi-taille d'une quantité très sensiblement égale à celle des matelots, mais pourtant un peu plus forte. Comme ils ont une stature très élevée, ils devraient subir les conséquences de la loi Seeland ; c'est précisément le contraire qui a lieu. D'où il est facile de conclure qu'ils sont d'une validité remarquable.

Quant aux femmes (le ruban métrique passant à quelques centimètres au-dessus des mamelons), j'ai trouvé que leur périmètre thoracique dépassait leur demi-taille de 0ᵐ,0326 seulement. N'ayant pas de terme de comparaison, je donne ce résultat sans commentaire.

TEMPÉRATURE. — CIRCULATION. — RESPIRATION.

On sait que, pour avoir une valeur réelle, les observations thermométriques doivent être nombreuses, faites dans les mêmes conditions, c'est-à-dire aux mêmes heures de la journée, le sujet étant, comme le veut Broca, à l'ombre, à l'abri du vent, en repos depuis au moins une demi-heure, assis depuis plusieurs minutes. On doit dire s'il est nu, demi-vêtu ou vêtu entièrement, depuis combien il a pris son dernier repas, etc. De plus, il faut exactement indiquer la température extérieure, l'altitude et l'orientation du lieu, l'âge, le sexe, la taille du sujet, vérifier le thermomètre, en un mot s'astreindre à une foule de conditions bien capables de ralentir le zèle de l'observateur le plus consciencieux.

Pour relever la fréquence du pouls et de la respiration, la plupart des circonstances que je viens d'énumérer sont également indispensables. Eh bien ! je le demande de bonne foi, quels sont les physiologistes qui ont exécuté ce programme à la lettre dans les pays chauds ? Quels sont ceux qui ont relevé un nombre suffisant d'observations pour que leurs travaux puissent être considérés comme ayant une valeur incontestable ? Il suffit de lire l'ouvrage si bien fait de notre collègue Jousset[1], pour s'apercevoir que le nombre des sujets examinés est trop restreint quand il s'agit de tirer des conclusions sur cette importante question de la chaleur animale. Aussi voit-on Livings- tone affirmer que la température des nègres africains lui paraît inférieure à la sienne de *deux* degrés, différence énorme si l'on songe, d'après les données de la physiologie la plus élémentaire, que les animaux à température constante, maintiennent cette température à un taux sensiblement égal sous toutes les latitudes et sous tous les climats. Il est vrai qu'entre Livings tone et les nègres, l'écart pouvait être attribué à l'influence de la race, influence qui n'est pas encore, d'ailleurs, suffisamment établie. Mais semblable objection ne saurait être faite à propos des Hindous et des Malais, dont la température, sous la langue, oscillait entre 36°.76 et 38°.5, ce qui donne une différence de près de deux degrés chez des individus de même âge et de même race. Évidemment les observations n'avaient pas été prises dans des conditions identiques, et c'est probablement pour éviter toute cause d'erreur que la Société d'anthropologie a formulé un programme de recherches fort assujettissant, mais bien compréhensible.

Voici le procédé que j'ai suivi :

Muni d'un excellent thermomètre physiologique et d'une montre, je descendais à terre et ne tardais pas à réunir autour de moi un certain nombre de naturels. Je commençais par m'entretenir avec eux de sujets divers, puis je leur montrais mes instruments. L'ascension du mercure dans le tube et le mouvement des roues de la montre les amusait fort. Je leur expliquais l'utilité du thermomètre en leur disant que cet instrument, introduit dans la bouche et maintenu sous la langue pendant quelques minutes, indiquait à coup sûr l'état

---

[1] *Arch. de méd. navale*, t. XL, mois d'août 1883.

de santé de chaque individu. Je traçais alors un petit trait au niveau de la 39ᵉ division, leur déclarant que la température de la bouche des gens malades était capable de faire monter le mercure au-dessus de ce trait, et je commençais sur moi-même l'expérience, afin de leur enlever toute appréhension. J'obtenais ainsi du même coup :

1° Une comparaison thermométrique entre les Marquisiens et moi[1], ce qui me dispensait de remplir la plus grande partie des recommandations énumérées ci-dessus, puisque je me trouvais dans les mêmes conditions que les naturels ;

2° Le repos et la confiance des indigènes qui voulaient tous connaître leur état de santé ;

3° La possibilité de relever, en même temps que la température, la fréquence du pouls et de la respiration.

Les sujets sont au nombre de 50 pour chaque sexe, tous adultes, légèrement vêtus, observés dans différentes baies de l'archipel, en général de 3 à 5 heures de l'après-midi, d'octobre 1881 à mai 1882. Tout calcul fait, voici le tableau qu'il m'est permis de dresser et qui exprime des moyennes, la température atmosphérique étant de 28°.6.

	Hommes	Femmes	Un Français
Nombre des sujets	50	50	1
Age	27	20	32
Respirations par minute	20.9	22.4	18.2
Pulsations par minute	79.2	94.3	74.6
Température sous la langue . . .	37°.7	37°.8	37°.2

Les extrêmes des chiffres qui m'ont servi à établir ces moyennes, sont :

	Hommes		Femmes	
Age	20	35	16	26
Pulsations par minute	64	100	68	112
Respirations par minute	16	24	17	28
Température sous la langue . . .	36°.9	38°	37°	38°.1

Ainsi donc les renseignements fournis par le rhythme respiratoire, la température et le nombre de pulsations, donnent chez les Marquisiens, des chiffres un peu plus élevés que chez les individus de race blanche. J'ai eu maintes fois l'occasion d'observer, sur les matelots du *Hugon*, que leur pouls était

---

[1] La boule du thermomètre étant placée sous la langue et l'instrument tenu dans une direction presque verticale me permettait une lecture très facile.

moins fréquent que celui des indigènes. Il ressort des tableaux précédents que le nombre des pulsations est beaucoup plus élevé chez les femmes que chez les hommes, et la différence $= 15$ coïncide avec une élévation de température de $1/10^e$ de degré seulement, et pas plus de 2 respirations en plus dans le sexe féminin.

DIGESTION. — SÉCRÉTIONS.

Je me suis longuement étendu sur le mode d'alimentation des Marquisiens qui sont surtout frugivores et ichthyophages. Nous savons qu'ils ont un appétit remarquable, et qu'ils mangent plusieurs fois dans les 24 heures. Il semblerait, d'après ces données, que le développement de l'abdomen dût être, chez eux, considérable. Il est loin d'en être ainsi. La taille se délimite parfaitement, et le ventre, au lieu d'être en saillie, contraste par ses dimensions moyennes avec l'ampleur du thorax. Sous ce rapport, les naturels des Marquises se distinguent des habitants des îles de la Société. Aussi voyons-nous tous les voyageurs s'extasier sur les formes magnifiques des Marquisiens. Ils pourraient servir de modèles à la statuaire, dit Cook ; les plus beaux des Polynésiens sont peut-être les indigènes des îles Marquises, dit M. Jouan. Le Nuka-Hivien semble taillé moins pour la lutte que pour la course et l'escalade ; il tient plutôt du gymnaste que de l'athlète, avance avec raison M. Radiguet. Ces réflexions indiquent déjà, de prime abord, que, chez les Marquisiens, le développement de l'abdomen n'a rien de choquant par rapport à celui du thorax. Les mensurations que j'ai faites et que nous connaissons, corroborent l'opinion des auteurs précités. Quant au fonctionnement des organes abdominaux, la pathologie nous fournira peut-être à cet égard quelques indications.

La physiologie des organes sécréteurs n'est pas moins difficile à établir que celle des autres appareils. Il faudrait vivre à terre, au milieu des indigènes, pour recueillir les données indispensables à une étude fructueuse. Cependant il est possible d'observer sinon la qualité, du moins la quantité de certains produits de sécrétion.

Le fonctionnement de la peau paraît être énergique chez nos insulaires. Sous l'influence d'un exercice quelconque, leur corps se couvre de sueurs abondantes, bien plus copieuses chez eux que chez les Européens exécutant la même somme de travail. J'ai pu constater le fait dans mes excursions à travers les montagnes ; tandis que l'activité des glandes sudoripares se manifestait chez les blancs par une sudation qui se maintenait dans des limites relativement restreintes, nos guides étaient bientôt ruisselants. Aussi ne manquaient-ils point de s'arrêter à tous les cours d'eau qu'ils rencontraient, afin d'apaiser la sensation de la soif, ce qui ne les empêchait pas, d'ailleurs, d'être dispos et toujours prêts à continuer la route.

La sécrétion sébacée n'est pas moins active, du moins à en juger par l'odeur spéciale que répandent les naturels, odeur que l'on perçoit d'assez loin et que, pour ma part, je ne trouve pas désagréable.

La sécrétion urinaire sera toujours difficile à étudier chez les Polynésiens, gens de mœurs plus que légères mais très pudibonds à leur manière. Il est permis toutefois de supposer que, le rein et la peau étant deux filtres dépurateurs fonctionnellement solidaires, l'activité rénale est diminuée chez eux du fait de la température atmosphérique favorisant la fonction cutanée.

Nous savons que la durée de l'allaitement varie beaucoup suivant les circonstances. Certains enfants, tout en mangeant de la popoï et du poisson cru, ne sont pas entièrement sevrés. La sécrétion du lait m'a toujours paru très active. Après deux ou trois accouchements, quelquefois même après le premier, les seins des Marquisiennes qui n'allaitent plus perdent de leur consistance et s'aplatissent ; mais sous l'influence d'une nouvelle grossesse ils ne tardent pas à récupérer un volume respectable, ce qui démontre que ce n'est pas à l'abondance du tissu graisseux mais bien à la turgescence qui accompagne et détermine la sécrétion lactée qu'il faut attribuer ce volume.

Les Marquisiens n'ont pas la larme facile ; je n'ai jamais vu pleurer un homme adulte et les enfants eux-mêmes ne manifestent leur douleur ou leur colère que par des gesticulations et des cris ; en de rares occasions, au chevet des mourants, les pleureuses de profession répandent de temps en temps quelques larmes ; mais ce fait est la conséquence d'une éducation toute spéciale, de sorte que, d'une manière générale, on peut dire que la sécrétion lacrymale est réduite au minimum.

FONCTIONS DE LOCOMOTION. — ATTITUDES.

Il ne saurait s'agir ici de la physiologie du mouvement en lui-même, qui n'offre rien de spécial chez nos indigènes, mais des particularités qu'il présente.

Obligé de circuler à travers les montagnes pour se rendre d'une baie à une autre, en suivant des sentiers étroits, le Marquisien a dû contracter l'habitude de réduire au minimum l'écartement de ses pieds dont la pointe est portée en dedans ; les genoux sont par conséquent rapprochés dans la marche ascensionnelle. Il en résulte une légère rotation de la tête fémorale et un mouvement de torsion assez accentué du côté du tronc, ce qui donne à la démarche du Marquisien gravissant une montagne quelque chose de déhanché. Quant il pro-progesse sur une route horizontale, le mouvement de torsion quoique moins accentué l'est pourtant plus que chez les individus de race blanche. A cela près, je dirai volontiers avec M. Radiguet : « Les épaules effacées, le thorax en avant, le torse légèrement cambré sur les hanches, le Nuka-Hivien s'avance, la tête fière et parfois arrogante, mais avec un port assuré, une démarche, libre et hardie. » J'ajouterai que, d'ordinaire, il s'avance rapidement et qu'il fait exécuter à ses membres supérieurs des mouvements d'oscillation très étendus, en rapport d'ailleurs avec l'amplitude des oscillations des membres inférieurs. Les femmes exagèrent d'une manière spéciale ce balancement des bras qui paraît se prononcer encore davantage lorsque, saisissant à pleine main leur gaule ou peignoir, elles en balaient le sol avec une énergie proportionnelle à la vivacité de leur allure.

Je n'ai jamais vu *courir* un adulte ; les enfants, dans cette circonstance, soulèvent leurs pieds plus qu'il n'est indispensable, étendent la tête assez fortement et portent en avant le thorax, toutes conditions défavorables au point de vue de la vitesse.

Dans l'action de *nager*, le Marquisien n'observe pas les règles que nous admettons chez nous. Les mouvements des bras, assez précipités, alternent le plus souvent et ne sont pas très étendus, de sorte que l'articulation du coude demeure toujours plus ou moins fléchie. Même observation pour les

membres inférieurs et l'articulation du genou. Les mains ne
sortent point de l'eau ; les enfants nagent quelquefois à la façon
des chiens et semblent, ainsi, progresser assez vite. Il ne m'est
jamais arrivé de voir un Polynésien nager sur le dos. Les
indigènes des Gambier et des Tuamotu plongent souvent à de
grandes profondeurs et restent longtemps sous l'eau. Ces deux
particularités sont le résultat d'une éducation spéciale ; en effet,
ils sont presque tous pêcheurs d'huîtres perlières. Avant de
plonger, ils font une inspiration lente et profonde ; quand ils
reviennent à la surface ils rendent l'air en resserrant aussi
fortement que possible l'orifice de la glotte, ce qui détermine
un sifflement aigu. Les Marquisiens ne se jettent jamais à l'eau
la tête la première. Les enfants aiment à se précipiter de haut
et quelquefois dans des flaques d'eau peu profondes ; ils tombent alors sur le dos dans une position intermédiaire à la verticalité et à l'horizontalité ; de cette façon, les fesses et la partie
postérieure des cuisses subissent le choc et arrêtent le mouvement de descente qui offrirait du danger sans cette précaution.
J'ai vu des enfants se précipiter ainsi d'une hauteur de 3 ou
4 mètres dans des flaques d'eau qui n'avaient guère plus d'un
mètre de profondeur.

Il n'est pas un Marquisien qui ne grimpe au moins une fois
par jour à un cocotier pour cueillir la quantité de fruits
nécessaire à sa consommation quotidienne[1]. Le procédé suivi
dans cette circonstance est très difficile à décrire :

Les deux mains s'appliquent de la manière la plus exacte
aux extrémités du diamètre de l'arbre ; il en est de même des
deux pieds dont le bord interne regarde directement en haut et
le bord externe, en bas, par la contraction énergique des muscles jambier antérieur et long fléchisseur des orteils, ce qui
détermine temporairement une sorte de pied creux varus. De
cette façon les pieds se cramponnent à l'arbre aussi fortement
que les mains. Le tronc forme un arc de cercle et jamais, dans
le mouvement d'ascension, ni les avant-bras, ni les bras, ni
la poitrine, ni les jambes, ni les cuisses ne viendront s'appliquer
sur l'écorce. Cette ascension se fait par à coup. L'indigène
qui grimpe se hisse d'abord avec les deux mains par une
contraction simultanée des muscles du membre supérieur ce

---

qui accentue davantage l'arc de cercle ; dans ce mouvement, les pieds glissent le long de l'écorce et s'appliquent de nouveau à l'arbre dans toute l'étendue de leur face plantaire. Le bord externe du pied prenant alors un point d'appui solide, le tronc s'allonge par le redressement simultané des deux membres inférieurs ; pendant ce temps, l'arc de cercle formé par le tronc diminue, les deux mains glissant à leur tour le long de l'arbre pour aller s'y appliquer solidement un peu plus haut. C'est maintenant aux membres supérieurs à agir, et ainsi de suite. Cette ascension, qui paraît exiger un grand déploiement de force et beaucoup d'adresse, s'opère très vite. Pour la faciliter, les naturels se servent quelquefois d'un 8 de chiffre fait au moyen d'une liane ou de tout autre objet ; les pieds sont introduits dans les boucles de ce 8 de chiffre, ce qui augmente le point d'appui dans les mouvements de redressement des membres inférieurs.

Cette façon de monter est modifiée lorsque le cocotier, au lieu d'être vertical, est plus ou moins incliné, ce qui est fréquent. Dans ce cas les naturels grimpent avec une facilité surprenante, pour ainsi dire à quatre pattes, les mouvements des membres supérieurs et inférieurs étant alternatifs, et non pas simultanés.

Malgré l'adresse déployée, les accidents ne sont pas exceptionnels ; les enfants surtout, moins expérimentés que les adultes, sont exposés à des chutes dont la gravité dépend de la hauteur à laquelle elles ont lieu.

La mobilité des orteils est une circonstance obligée de cet exercice quotidien ; le gros orteil est séparé de son voisin par un intervalle assez grand ; il acquiert une indépendance ralative, offrant à l'occasion des mouvements de latéralité plus prononcés que chez les individus de race blanche, des mouvements de flexion et d'extension plus marqués aussi.

Les naturels de l'un et l'autre sexe n'aiment pas la station debout *immobile*. Ils s'accroupissent volontiers sur leurs talons, la partie antérieure de la plante du pied fortement étendue et appuyant sur le sol. Ils restent quelquefois dans cette attitude pendant un long espace de temps ; cette position, très fatigante pour toute personne qui n'y est pas habituée, leur procure un repos égal à celui que nous trouvons dans la station assise.

En certaines circonstances, ils passent des heures entières

debout, mais en exécutant des mouvements sur place ; une de leurs danses, que je n'ai rencontrée nulle part ailleurs, est assez remarquable :

Les naturels, enduits du suc de l'éka, n'ayant pour tout vêtement que la ceinture étroite que j'ai décrite ailleurs sous le nom de hami, se placent sur deux rangées parallèles, face à face. Au signal convenu, ils frappent trois fois leurs mains l'une contre l'autre, ce qui produit un roulement sourd. Ils entonnent alors un chant monotone et grave, une sorte de récitatif composé de paroles anciennes et dont ils ignorent le sens. Bientôt, ils accomplissent avec lenteur des mouvements alternatifs de flexion et d'extension qui se passent dans l'articulation du genou ; le tronc s'incline en même temps sur le bassin pour se relever aussitôt. Les pieds ne bougent pas. Après une série d'oscillations sur place accompagnées du chant mystérieux, ils s'arrêtent durant quelques secondes pour reprendre haleine et frapper de nouveau dans leurs mains. Cette danse dure habituellement plusieurs heures consécutives et ne présente rien de spécial en dehors des mouvements que je viens d'indiquer, mouvements qui se succèdent toujours dans le même ordre. Quelquefois cependant les naturels manifestent leur surexitation graduellement croissante par des oscillations de plus en plus exagérées et d'un caractère lubrique évident. La fin de la danse est annoncée par un sec et brusque claquement des mains produit au même instant par tous.

Il existe plusieurs autres danses, moins lugubres que la précédente et qui ne s'accompagnent pas de récitatif. Hommes et femmes sont réunis dans l'une d'elles : les premiers vêtus de feuillage, les secondes enveloppées de tapa depuis la taille jusqu'au genou, chacune d'elles portant à l'extrémité du médius une ganse à laquelle sont fixées des rectrices de phaéton[1]. Les danseurs s'installent sur quatre rangées parallèles, les uns derrière les autres ; les deux rangées du milieu sont formées par les femmes. Le chef de ballet donne le signal en prononçant une longue phrase avec une volubilité prodigieuse. Aussitôt la masse s'ébranle sur place, au son du tam-tam ; les jambes, les bras s'agitent en cadence, exécutant des mouvements aussi précis que ceux de nos danseuses de l'Opéra.

[1] Oiseau que l'on désigne sous le nom de paille-en-queue en raison de la forme étroite et allongée des rectrices simulant de loin deux brins de paille.

Les mains sont dirigées tantôt en avant, tantôt à droite ou à
gauche, tandis que les pieds se projettent gracieusement dans
des directions différentes avec un ensemble parfait; ou bien
encore, les bras étendus en croix sont agités de frisonnements
rapides qui ne sont visibles qu'à l'extrémité du médius où sont
fixées les plumes de phaéton. Par un demi-tour à gauche, la
position respective des danseurs est tout à coup modifiée; ils
étaient placés l'un derrière l'autre, les voilà maintenant coude
à coude. Ces mouvements, variés de mille manières, se produisent et se reproduisent jusqu'au moment où, sur un cr
poussé par le chef du ballet, tout s'arrête brusquement.

En dehors de ces danses où figurent un grand nombre de
naturels, il en est qui sont exécutées par un seul individu.
Tantôt c'est un guerrier qui, les cou-de-pieds, les poignets et
la ceinture entourés de chevelures, une sorte de bouclier tenu
de la main gauche tandis que la droite est armée d'une lance,
fait des gambades auxquelles succèdent au bout d'un certain
temps des frissons agitant tout son corps et simulant les con-
vulsions de l'agonie. Tantôt c'est une jeune Marquisienne
essayant de représenter le vol d'un oiseau : par ses attitudes et
ses mouvements elle semble planer, fondre sur une proie ou
fuir à tire-d'ailes.

FONCTIONS DES ORGANES DES SENS.

Dans l'étude des caractères physiques et descriptifs, j'abor-
derai tous les détails d'anatomie qu'il m'a été possible de
recueillir; aussi laisserai-je de côté pour l'instant les données
de cet ordre.

Parmi les nombreux Marquisiens examinés, je n'ai pas
observé un seul cas de myopie. En revanche, plusieurs vieillards
et quelques adultes étaient hypermétropes. Mais la grande
majorité des naturels ont une vue excellente et distinguent les
objets de fort loin. Ils savent reconnaître un oiseau caché dans
un épais fourré, malgré la couleur terne de son plumage; dans
nos parties de chasse, ils nous indiquaient un gibier que les
yeux les mieux doués n'eussent découvert qu'à grand'peine et
que nous n'apercevions même point malgré leurs indications
réitérées. Ils suivent les évolutions des plus petits poissons,
encore bien que la surface de la mer soit ridée sous l'action de

brise. Qu'on invoque ici la répétition des mêmes actes ou la contemplation habituelle des grands horizons, il n'en est pas moins vrai que l'acuité visuelle des Marquisiens a été constatée par tous les observateurs. « Leur vue est perçante comme celle d'un oiseau de proie », dit avec raison M. Jouan.

Ils apprécient les couleurs avec une netteté remarquable, ainsi que le prouve l'expérience suivante que j'ai répétée maintes fois. Muni de 25 cartons colorés d'après les indications du tableau chromatique de Chevreul[1], je remettais le paquet à un indigène en lui disant de réunir les cartons qui lui paraîtraient se ressembler. Après un examen très attentif il les distribuait généralement en 25 lots différents, et quand je lui affirmais que deux ou plusieurs couleurs étaient identiques, il me répondait : « C'est vrai, mais ce n'est pourtant pas la même chose. » Or :

Le jaune était représenté par 5 nuances différentes
Le vert   —   4   —
Le rouge   —   4   —
L'oranger   —   2   —
Le pourpre   —   2   —
Le violet   —   3   —
Le bleu   —   3   —
Le noir   —   1   —
Le gris   —   1   —

J'avais soin, naturellement, de m'adresser à des sujets qui ne portaient aucune trace de lésions oculaires, anciennes ou récentes[2]. Quand je leur disais de réunir ensemble les cartons qui, bien que différents, se rapprochaient néanmoins par la coloration, ils faisaient d'ordinaire 12 paquets, mettant tout d'abord à part : le noir, le gris, le bleu n° 5, le violet n° 5, le rouge oranger n° 10, et réunissant de la manière suivante les autres couleurs :

1er paquet. . . .	rouge. . . .	nos 7 et 10 avec pourpre. . . nos 7 et 10
2e — . . .	oranger . . .	7 et 10 — rouge-oranger 7
3e — . . .	jaune. . . .	5, 7 et 10
4e — . . .	vert.	7 et 10 avec vert-bleu . . 7 et 10
5e — . . .	jaune-vert. .	7 et 10
6e — . . .	violet. . . .	7 et 10
7e — . . .	bleu	7 et 10

[1] Ces cartons m'avaient été gracieusement offerts par M. le professeur Féris, au moment de mon départ de Brest.

[2] A propos de la pathologie nous verrons que les affections des yeux ne sont rien moins que rares chez les Marquisiens.

En résumé je n'ai pas rencontré de ~~daltoniens et les hésita~~tions ne portaient que ~~sur des~~ couleurs peu saturées. La confusion du ~~vert et du~~ rouge ne s'est jamais produite, pas plus que ~~celle du~~ violet et du bleu.

~~Le sens~~ de l'ouïe n'est pas moins développé que celui de la vue ; mais à ce sujet il faut établir une distinction : les Marquisiens perçoivent de très loin les bruits, mais chez eux le sentiment musical est aussi restreint que possible ; c'est là un des traits ethnographiques les plus tranchés de ce peuple. Quel contraste avec les habitants des îles de la Société dont les *hyménés* tiennent les nouveaux arrivés sous le charme ! Tandis que les Tahitiens chantent *en parties* leurs amours et les beautés de la nature, expriment les sentiments qu'ils éprouvent par des notes harmonieuses, les naturels des Marquises sont absolument incapables de moduler des sons. Je l'ai déjà dit, leurs chants consistent en des sortes de récitatifs aussi graves que monotones. Pendant mon séjour à Taio-haé, les musiciens de *la Triomphante* descendirent à terre et jouèrent devant les naturels qui ne parurent pas émerveillés le moins du monde. A Tahiti, c'est bien différent : la joie de la population indigène se traduit par des gambades exécutées en mesure, et les allégro militaires sont la source de manifestations délirantes.

Les Marquisiens possèdent néanmoins quelques instruments de musique, mais ils sont bien en rapport avec l'absence totale du sentiment musical de ces naturels. Ils consistent en une conque faite avec le triton variegatum et qui produit un bruit analogue à celui de la corne employée chez nous par les conducteurs d'omnibus, en une flûte à 3 trous dans laquelle on souffle avec une des narines, flûte en bambou qui donne des sons insignifiants, enfin en un gros tam-tam ou tambour composé d'une peau de requin fortement tendue sur une caisse en cocotier. Ce tam-tam est bien conditionné et agrémenté de sculptures ressemblant aux dessins de tatouage ; il est frappé par le *talon* de la main si je puis ainsi dire et produit un bruit sourd qui accompagne ordinairement les danses.

Le sens de l'odorat m'a paru développé. Les naturels sont très amateurs de parfums ; ils cultivent le basilic autour de leurs cases et les jeunes filles confectionnent avec cette plante des sachets et des colliers ; le monoï ou huile de coco dans laquelle on fait macérer des fleurs et des herbes odoriférantes

sert journellement à enduire les cheveux. L'odeur du sébum
est insupportable aux indigènes; ils la combattent au moyen
de fumigations au bois de Santal; cependant ils flairent avec
énergie la surface cutanée des tout jeunes enfants : c'est leur
manière de donner des baisers. Certaines odeurs, qui affectent
péniblement le sens olfactif des Européens, semblent impres-
sionner agréablement le leur : les requins à demi putrifiés et
qu'ils ne mangent qu'à cette condition, ainsi que j'ai eu l'occasion de le dire, ont un double attrait pour les Marquisiens.

Rien ne m'autorise à tirer des conclusions sur la finesse des
deux derniers sens : le goût et le toucher. Il m'a pourtant
semblé que la sensibilité tactile était peu prononcée chez nos
indigènes; la douleur n'est pas très vivement perçue par eux :
ils se condamnent volontiers aux myriades de piqûres résultant d'un tatouage qui n'épargne aucune région du corps[1], et
la vue d'un instrument tranchant ne les impressionne que
médiocrement, ainsi que j'ai pu m'en convaincre en plusieurs
circonstances.

FONCTIONS CÉRÉBRALES

Si le jaugeage de la cavité crânienne était suffisant pour
nous donner des notions ayant une valeur absolue, nous serions
bien forcés de reconnaître que les Marquisiens ne sont pas
inférieurs, au point de vue de l'intelligence, aux peuples les
mieux partagés. En effet, tout en tenant compte de la stature
élevée de nos indigènes, leur capacité crânienne atteint un
chiffre moyen fort respectable : elle est de 1587 centimètres
cubes chez les hommes et de 1390 chez les femmes, ainsi
qu'il résulte des jaugeages effectués par M. Manouvrier, jaugeages portant sur les 25 crânes de Marquisiens et sur les
11 crânes de Marquisiennes que possèdent les musées de Paris[2].
Dans cette série nous trouvons des capacités dignes des hommes
de génie et nous n'en remarquons point d'infimes, ainsi qu'on
peut s'en convaincre par le tableau suivant.

[1] Nous savons cependant que le tatouage de la face dorsale de la main ou du
pied leur est particulièrement pénible.
[2] Sur ces 36 crânes adultes, 22 ont été recueillis pendant mon séjour aux Marquises.

Hommes		Femmes	
Numéros	Jaugeage	Numéros	Jaugeage
1.	1860 cent. cubes	1.	1525 cent. cubes
2.	1757 —	2.	1496 —
3.	1732 —	3.	1453 —
4.	1727 —	4.	1382 —
5.	1708 —	5.	1375 —
6.	1705 —	6.	1366 —
7.	1662 —	7.	1365 —
8.	1625 —	8.	1360 —
9.	1613 —	9.	1355 —
10.	1585 —	10.	1348 —
11.	1581 —	11.	1265 —
12.	1580 —		
13.	1576 —	Moyenne...	1390 cent. cubes
14.	1570 —		
15.	1568 —		
16.	1568 —		
17.	1560 —		
18.	1545 —		
19.	1527 —		
20.	1500 —		
21.	1455 —		
22.	1452 —		
23.	1445 —		
24.	1444 —		
25.	1438 —		
Moyenne...	1587.3 cent. cubes		

J'aurai l'occasion d'insister plus tard sur les caractères crâniométriques. Ici, nous devons reconnaître que le poids de la substance cérébrale est largement suffisant. Mais la qualité va-t-elle de pair avec la quantité? C'est ce qu'il est difficile d'établir.

Les enfants indigènes de race pure qui fréquentent les écoles apprennent à lire et à écrire tout aussi vite que les métis et les fils d'Européens; il est exceptionnel de rencontrer aujourd'hui, tant aux Marquises qu'aux îles de la Société des individus illettrés. Il serait intéressant de savoir si l'organisation du cerveau des indigènes leur permettrait d'aborder des études d'un ordre élevé. Ce que l'on est en droit d'affirmer, c'est qu'ils sont loin de paraître inintelligents; leurs conversations sont même émaillées de réflexions qui dénotent un esprit judicieux, un sens observateur et droit. Dans les réunions publiques, les orateurs manient la parole avec une aisance incroyable; ils donnent à leur démonstration l'appui du geste et de l'in-

tonation qui convient au sujet ; ils font souvent appel à la
ruse pour arriver à leurs fins et malgré leur nature irascible,
leur caractère impatient, ils savent dissimuler, au besoin, tem-
poriser, affecter des allures simples, alors même qu'ils sont
sous l'influence d'un ressentiment dont les effets se feront sentir
à la première occasion. Les Marquisiens sont, en effet, très
sensibles à l'injure et l'amour-propre est porté chez eux au
plus haut degré. Mais à côté de grands défauts ils possèlent
des qualités non moins grandes et savent, en particulier, pra-
tiquer l'hospitalité sans la moindre restriction. En temps ordinaire, ils sont taciturnes, mais il est facile de les tirer de leur
mutisme et de faire apparaître l'enjoûement sur leurs traits
expressifs ; ils sont, d'ailleurs, assez enclins à la familiarité.
Incapables de poursuivre longtemps la même idée, ils aiment
au contraire à varier les sujets de conversation ; mais pour peu
que la curiosité soit mise en jeu, leurs interrogations deviennent interminables. Les femmes surtout savent mettre en bat-
terie tout l'arsenal de coquetterie, de douceur et de charmes
qu'elles possèdent au premier chef, afin d'obtenir des explications et même des confidences.

Il n'est pas un adulte qui ne connaisse à fond la nomenclature des plantes qui croissent dans l'archipel et l'on trouve
chez les Marquisiens de véritables notions de botanique. En
très peu de temps, ils deviennent d'excellents charpentiers et
sont capables de construire des embarcations qui ne laissent
rien à désirer sous tous les rapports, ainsi que me l'assurait
un Français établi à Nuka-Hiva, constructeur lui-même de
baleinières. Sans doute ils ne sont guère industrieux, mais il
est certain qu'avec des modèles et des outils plus perfectionnés
que ceux dont ils disposent actuellement, ils deviendraient
des ouvriers habiles. Qu'on se reporte aux dessins du tatouage
et l'on sera véritablement surpris de l'adresse déployée par
l'opérateur avec des instruments d'une remarquable simplicité.
Les sculptures de leurs sébiles et de leurs boucles d'oreilles en
ivoire étaient autrefois exécutées au moyen de simples coquilles.

« La science des Polynésiens, dit M. Jouan, se réduit à bien
peu de chose, mais, comme à tous les sauvages, l'instinct leur
a appris des procédés qui étonnent les civilisés. Leurs connaissances géographiques sont, en général, vagues comme l'Océan,
dont ils contemplent l'immensité du haut de leurs montagnes.

On suppute le temps par nuits et non par jours, par mois lunaires dont 10 font une année; mais le plus souvent, quand il s'agit d'un grand nombre d'années, on ne compte plus et on se contente de dire : il y a longtemps, très longtemps. Nous avons pourtant remarqué, aux Marquises, que les naturels ne se trompaient jamais pour la fixation des jours de fête, qui devaient avoir lieu à l'époque d'une phase de la lune désignée quelquefois très longtemps, deux ans et plus, à l'avance. »

B. PATHOLOGIE

Les tahuas ou prêtres ne se bornaient pas à s'immiscer dans les affaires politiques : ils étaient aussi médecins. Encore aujourd'hui, leur pronostic est sans appel et considéré comme infaillible par la grande majorité des Marquisiens. De sorte que, l'imagination aidant, le plus robuste naturel devient malade au gré de son divin docteur et nous avons vu le chef Kii Pia se laisser d'abord mourir de faim dans la baie du Contrôleur, les entrailles dévorées par le tiki Kava, puis se rétablir de par l'ordre formel de la sorcière du Haut-Taïpi. Cet exemple est typique et, mieux qu'une longue série de considérations. nous donne une idée de l'art médical aux îles Marquises.

Cependant les sorciers ne se contentent pas d'user uniquement de formules abstraites; ils connaissent les propriétés curatives de certaines plantes, de certains animaux et de quelques substances d'origine minérale; ils associent même assez fréquemment plusieurs de ces substances pour composer des médicaments, sortes de thériaques employées, suivant les indications, intus et extra. Les frictions, le massage et les irrigations, d'un usage courant, ne sont pas toujours pratiqués d'une manière irrationnelle. On ne peut qu'approuver, par exemple, le pansement qui suit l'opération du phimosis congénital, pansement qui consiste, ainsi que je l'ai déjà dit, dans l'application sur la plaie d'un morceau de tapa imbibé d'eau fraîche et dans une irrigation de quelques minutes répétée deux ou trois fois par jour.

En dehors de ces moyens thérapeutiques fort simples, il en est d'un peu plus compliqués : les breuvages purgatifs, entre autres, sont d'un emploi vulgaire, et nous savons qu'au troisième jour de l'allaitement maternel un mélange d'eau de coco et d'un liquide provenant de l'expression de divers crustacés est administré au nourrisson. J'ai vu préparer un breuvage analogue additionné du suc de plantes fraîches. Chose plus étonnante! les naturels ont été conduits empiriquement à employer la macération de la racine du Kava (pipéracée) dans le traitement de la blennorhagie[1]. Mais, en somme, leurs connaissances médicales sont très bornées : la jonglerie joue le principal rôle dans la thérapeutique marquisienne et les sorciers ne guérissent que les malades dont la santé se serait rétablie sans leur intervention. Dans les cas graves les patients sont, d'ailleurs, parfaitement résignés; ils se tiennent à l'écart dans le coin le plus sombre de leur case, attendant patiemment la fin de leurs souffrances et ne se préoccupant que d'une chose : de leur cercueil préparé à l'avance et dans lequel ils se couchent de temps en temps afin de l'essayer. On cite plusieurs exemples de moribonds qui, pour se soustraire aux lamentations des pleureuses, pour s'isoler et mourir en paix, se son traînés tant que bien que mal jusqu'au fond d'une vallée et se sont couchés dans un lieu obscur pour n'en plus revenir, obéissant au mobile qui pousse tout animal blessé ou malade à agir de la sorte.

Bien que les naturels aient la plus entière confiance dans les sorciers du pays, ils acceptent volontiers les conseils et suivent avec une confiance non moins grande les prescriptions des médecins européens, alors même que ces derniers ne font que passer aux Marquises. J'ai eu, pour ma part, l'occasion de soigner plusieurs indigènes et, sur la fin de mon séjour en Océanie, j'étais on ne peut plus recherché par eux; malheureusement la nature des travaux hydrographiques ne permettait pas au *Hugon* de rester longtemps au même mouillage[2], ce

---

[1] Cependant il est probable que l'emploi du kava dans la blennorrhagie résulte d'un fait d'observation, les indigènes atteints de cette affection ayant remarqué l'action favorable du *piper methysticum* dont ils usent à titre de breuvage enivrant.

[2] A Raïatéa et à Tahaa (îles de la Société) j'ai fait une médecine très active M. le gouverneur de Tahiti m'ayant autorisé à faire usage des médicaments du bord, médicaments qui m'étaient restitués par les soins du service local. En peu de temps la confiance des naturels me fut acquise; il est vrai que je fus heureux, dès le début de ma pratique. J'obtins la guérison d'un cas de tétanos traumatique, cas rapporté dans un numéro des *Archives* (avril 1883). A quelques jours de là, j'amputai un naturel de l'avant-bras droit au tiers supérieur ; cet homme, qui était atteint depuis longtemps d'une tumeur blanche de l'articulation radio-carpienne

qui m'empêchait de surveiller mes malades autant que je l'aurais désiré. La nomenclature des affections qui va suivre résulte de notes prises un peu partout, dans les différentes baies de l'archipel ; ce n'est à la vérité qu'une esquisse de la pathologie marquisienne, une ébauche dont les contours seront arrondis par ceux qui viendront après moi. Dans cette étude, je suivrai le plan qu'adopta notre regretté collègue Beaufils pour les maladies observées en Cochinchine.

PATHOLOGIE INTERNE

1° *Maladies infectieuses.* — La *variole* a sévi cruellement sur la population du groupe nord-ouest, il y a vingt ans. Il n'est pas sans intérêt de rappeler les circonstances dans lesquelles s'est produite et développée cette épidémie meurtrière :

En 1863, les matelots d'un navire négrier s'emparèrent de vive force de 18 Marquisiens et les conduisirent en Amérique. Ces malheureux ayant reconnu les couleurs nationales françaises qui flottaient à la façade de notre consulat, au Callao, s'adressèrent à notre représentant et parvinrent à lui faire comprendre qu'ils avaient été victimes d'un odieux guet-apens[1]. Ils furent rapatriés par *le Diamant* en 1864 ; mais pendant la traversée de ce navire du Callao aux Marquises plusieurs cas de variole se déclarèrent à bord. On commit néanmoins l'imprudence de débarquer à Nuka-Hiva et à Ua-Pu les passagers. Presqu'aussitôt la maladie se répandit dans ces deux îles et ne tarda pas à prendre le caractère de la plus violente épidémie. A l'exception de la reine Vaékahu qui se réfugia dans la maison du Résident, *tous* les naturels de Nuka-Hiva et de Ua-Pu furent atteints de variole.

Rien ne saurait donner idée, paraît-il, du spectacle navrant qui se produisit alors. En proie à la terreur et au délire, les

---

avec fusées purulentes remontant très haut, guérit en 20 jours. Il n'en fallait pas davantage pour gagner la confiance des indigènes qui furent émerveillés des effets du chloroforme. Dès que je descendais à terre, tous les malades venaient à ma rencontre et me priaient instamment de les soigner. Ces faits montrent que les Polynésiens sont prêts à se mettre entre les mains des médecins européens et qu'ils n'ont aucune répugnance pour l'instrument tranchant.

[1] C'est, du moins, la version que j'ai recueillie.

malades se jetaient dans les cours d'eau pour éteindre le feu
qui les dévorait; les cadavres, se putréfiant à l'air libre ou dans
l'intérieur des cases, répandaient une odeur infecte. La maladie
prit fin, faute d'aliment : il y eut 2000 victimes sur une population d'environ 4000 âmes.

Il serait difficile de citer un exemple plus frappant des
ravages que peut exercer une affection contagieuse importée
dans un pays jusqu'alors épargné. Grâce aux distances et à la
difficulté des communications, l'île de Ua-Una du groupe nord-
ouest, et à plus forte raison les îles du groupe sud-est furent
respectées par le fléau. Tous les naturels des deux points con-
taminés, âgés aujourd'hui de 20 ans au moins, portent les
marques indélébiles de la variole confluente[1]. « Tu dois bien
voir à mon visage que je suis de Nuka-Hiva me répondaient
ceux que j'interrogeais sur leur pays d'origine. »

Depuis 1864, cette affection ne paraît pas avoir sévi sur la
population marquisienne; mais il serait à désirer, par mesure
de précaution, qu'on fit parvenir au Résident, au moins chaque
année, des plaques ou mieux des tubes contenant un vaccin
de bonne qualité. De temps à autre, les missionnaires vaccinent,
il est vrai, les enfants confiés à leurs soins, mais les résultats
de l'inoculation sont ordinairement négatifs, en raison de la
mauvaise qualité du virus qu'ils se procurent. Pendant mon
séjour aux Marquises, le Résident me pria de vacciner les
enfants des écoles et me remit à cet effet quelques plaques de
vaccin; mais il était altéré.

Le percement de l'isthme de Panama doit être considéré
comme une menace pour les peuples océaniens qui n'ont pas
eu à souffrir jusqu'ici des atteintes des maladies infectieuses,
de la fièvre jaune notamment. Comme le dit avec juste raison
M. le professeur Nielly, « il ne faut voir dans ces faits qu'une
question d'éloignement des foyers d'endémicité. Il conviendrait
de ne pas trop se fier à cet éloignement, à une époque où tant
d'efforts s'accomplissent pour lutter contre les distances[2]. » Il
est certain que, si les mesures quarantenaires ne sont pas
sévèrement observées après l'achèvement du canal, la fièvre

[1] Les Européens n'eurent pas à souffrir des atteintes de cette variole qui revêtit,
chez la plupart des naturels, le caractère hémorrhagique.
[2] *Eléments de pathologie exotique*, p. 7.

jaune est destinée à faire disparaître à bref délai les derniers Polynésiens.

La *scarlatine* et la *rougeole* semblent être totalement inconnues aux Marquises ; il en est ainsi de la *malaria*, grâce à la constitution physique du sol et à sa déclivité, circonstances qui s'opposent à la formation de marais[1].

On a dit que la *fièvre typhoïde* existait aux Marquises comme, d'ailleurs dans la plupart des îles de l'Océanie, mais en revêtant des formes légères. Le fait est indiscutable pour Tahiti, bien que cette affection semble moins frapper les indigènes de race pure que les Européens et les métis ; mais il est douteux que la dothiénentérie ait jamais visité l'Archipel. Les autres typhus, le choléra, la peste, etc., n'y ont point été observés non plus ; de sorte que si nous exceptons la variole due à une importation et qui n'a pas fait d'apparition nouvelle, on peut conclure à l'absence des affections zymotiques aux Marquises.

Je n'y ai point observé la *dengue ;* mon collègue Guérard de la Quesnerie a eu l'occasion de constater des symptômes morbides qu'il rattache à cette affection. Dans la plupart des vallées qu'il visita, les indigènes et les Européens eux-mêmes avaient payé un tribut à l'épidémie. Les commémoratifs et les suites articulaires, parfois ganglionnaires, ne lui laissèrent aucun doute. Un missionnaire d'Atuana lui fit le récit exact de cette épidémie qui venait de frapper, quelque temps avant son arrivée, l'école des filles et celle des garçons ; ce missionnaire décrivait très nettement les symptômes d'invasion brusque, de fièvre, d'éruption, etc. Beaucoup de ces enfants, que le médecin-major du *Chasseur* examina, présentaient depuis cette époque des douleurs articulaires du poignet, des doigts et du genou, disparaissant dans la journée pour reparaître le matin. Dans la baie de Vaitahu (*Tahuata*), Guérard de la Quesnerie fut prié par un colon irlandais de visiter une femme indigène malade : elle était en pleine éruption érythémateuse ; l'invasion qui avait été très brusque, datait de la veille. Aucun cas de mortalité ne fut signalé dans le cours de cette épidémie.

2° *Maladies de l'appareil respiratoire.* — On sait que la

---

[1] La présence d'une plaine de ceinture, aux îles de la Société, favorise la production des marécages après les fortes averses. A Raïatéa, j'ai soigné une demi-douzaine d'individus atteints de fièvre paludéenne.

tuberculose fait d'assez grands ravages parmi les Polynésiens ;
cependant il m'a semblé que les Marquisiens étaient beaucoup
plus épargnés par cette maladie que les habitants des îles de
la Société. Bien qu'il ne soit pas absolument rare de rencontrer
des naturels atteints de phthisie pulmonaire et qu'il m'ait été
donné de constater des signes cavitaires évidents chez un
certain nombre d'entre eux, il ressort pourtant de mes observations que la tuberculose, toute proportion gardée, n'est pas
plus fréquente aux Marquises, que dans les pays tempérés. Les
hommes payent, d'ailleurs, un moins lourd tribut à cette
affection que les femmes. L'hémoptysie est tout à fait exceptionnelle soit au début, soit à une période plus avancée de la
maladie.

Les *bronchites* sont très communes. J'ai fait ressortir
ailleurs jusqu'à quel point les indigènes poussent le mépris
des mesures hygiéniques les plus élémentaires : « Coucher à
la belle étoile, sur le sol ou sur une simple natte étendue sur
le sol est, pour eux, affaire de minime importance. Aussi je
ne crois pas exagérer en disant que sur 10 Polynésiens pris
au hasard il y en a 7 qui sont plus ou moins atteints de bronchites, aiguës ou chroniques[1]. » Ce que je disais alors pour les
Polynésiens en général peut se répéter pour les Marquisiens
en particulier, bien que leurs cases ne soit pas bâties sur
pilotis comme celles des habitants des îles de la Société. Les
bronchites ne sont que rarement accompagnées de *coryzas* ou
de *laryngites catarrhales* ; en revanche les laryngites secondaires, de nature syphilitique, s'observent quelquefois, ainsi
que nous le verrons à propos des maladies vénériennes.

L'*emphysème pulmonaire* lié ou non au catarrhe chronique
des bronches est très fréquent ; il semble plus commun chez
les femmes que chez les hommes.

3° *Maladies du tube digestif*. — Les plus répandues des
affections de ce groupe sont les *catarrhes gastro-intestinaux*.
Les considérations dans lesquelles je suis entré à propos de
l'alimentation des naturels rendent compte de la fréquence de
ces maladies. Non seulement les Marquisiens se surchargent
l'estomac deux ou trois fois par jour, mais encore les substances qu'ils ingèrent ne peuvent manquer d'en irriter la

---

[1] *Arch. de méd. nav.*, t. XXXIX, p. 291.

membrane muqueuse. Les requins, dont ils sont particulièrement friands, ne sont mangés qu'après avoir subi un commencement d'altération, ce qui est révélé par l'odeur infecte qu'ils
répandent, leur nourriture habituelle, la popoï, contient une
proportion de mâ considérable et cette substance aigrelette est
utilisée parfois sans être incorporée à la pâte du méi frais. Les
modifications atmosphériques ne jouent qu'un rôle accessoire
dans la production de ces catarrhes gastriques qui sont souvent
accompagnés d'une fièvre intense, avec état bilieux dans
certains cas. L'aspect que présentent alors les malades simule
à s'y méprendre celui de la fièvre typhoïde, d'autant plus que
la stupeur vient s'adjoindre fréquemment aux autres symtômes,
constituant une difficulté de diagnostic qui disparaît devant un
examen sérieux. La brusque invasion de la fièvre, chez un
indigène bien portant la veille, est une circonstance qu'il m'a
été permis de constater à plusieurs reprises. Il ne serait pas
surprenant qu'on ait pu confondre l'embarras gastrique fébrile,
dont la durée est assez longue chez des individus qui ne font
rien contre lui, avec la fièvre typhoïde.

Les *affections intestinales* sont liées aux précédentes et
dues aux mêmes causes ; elles ne revêtent jamais un caractère
bien grave, du moins chez l'adulte. Elles sont représentées par
des diarrhées simples et qui cèdent facilement à la diète. Le
mode vicieux d'alimentation des nouveau-nés, que nous connaissons, est une cause puissante d'*entérite* capable d'expliquer
en partie l'effrayante mortalité que j'ai signalée chez les enfants
en bas âge.

Je n'ai pas rencontré un seul cas de *dysenterie*. D'après les
renseignements que j'ai recueillis à ce sujet il est permis de
conclure à l'absence ou tout au moins à l'extrême rareté de
cette affection chez les Marquisiens.

A priori, la tuberculose intestinale ne devrait pas être
exceptionnelle en raison de la fréquence relative de la phthisie
pulmonaire.

J'ai donné mes soins à une fillette âgée de 10 ans atteinte
d'adénopathie mésentérique de nature tuberculeuse.

Je n'ai pas eu l'occasion d'observer un seul cas de *péritonite
aiguë*, mais cette affection doit certainement se produire de
temps à autre chez les femmes, si nous nous rappelons les
difficultés que présente parfois l'accouchement, si nous avons

surtout présente à l'esprit la coutume odieuse qui caractérise certaines fêtes dont les lupercales romaines pourraient, seules, nous donner une idée. Il n'est pas rare en effet que la femme, victime de la lubricité des naturels, succombe au bout de quelques jours au milieu de souffrances atroces, souffrances qui ont leur siège dans l'abdomen et qui, d'après les récits qui m'en ont été faits, doivent être rapportées à une métro-péritonite aiguë.

L'*ictère catarrhal* est fréquent et se reconnaît bien non seulement à la coloration jaune de la sclérotique mais encore au changement de coloration cutanée. Nous verrons que cette dernière est ordinairement représentée par la teinte n° 30 du tableau chromatique de la Société d'anthropologie, c'est-à-dire par une nuance formée de jaune et d'un peu d'oranger. Sous l'influence du pigment biliaire, cette nuance est atténuée légèrement, de sorte que chez les Marquisiens atteints d'ictère, et contrairement à ce qui a lieu chez les individus à peau blanche, la coloration des téguments est un peu moins foncée[1] qu'à l'état normal.

A part cette affection des voies biliaires, je n'ai pas rencontré de maladie de l'organe hépatique, mais il est prudent de faire ici quelques réserves et de ne pas conclure à leur absence.

4° *Maladies de l'appareil urinaire.* — Nous savons que les Marquisiens sont buveurs de kava, mais ce n'est pas impunément qu'ils absorbent cette liqueur dont l'action sur le rein est manifeste au bout d'un certain temps, temps assez long du reste.

L'ivresse, déterminée par cette préparation, produit des symptômes temporaires de paralysie du mouvement[2] sans perte de l'usage des sens qui paraissent au contraire surexcités. L'ouïe, la vue sont désagréablement impressionnés par le plus léger bruit, le plus petit mouvement exécuté dans le voisinage de ceux qui sont sous l'influence de la macération du *piper methysticum*. Le vol d'un insecte et le bruit qui l'accompagne sont particulièrement pénibles au buveur de kava; aussi recherche-t-il la solitude avec le plus grand soin pour jouir à

[1] Moins rouge ou moins vive rendrait peut-être mieux ma pensée.
[2] Ces symptômes consistent dans une grande difficulté, dans une sorte de paresse à se mouvoir.

l'aise, étendu sur le dos, du bonheur que semble lui procurer sa boisson favorite.

Après plusieurs années des symptômes tout spéciaux se déclarent : ce sont, du côté du système nerveux, des cauchemars et de l'insomnie, le tremblement de la langue et des membres, tous phénomènes qui, joints à une certaine hébétude rappellent ceux de l'alcoolisme chronique ; en même temps les malades accusent, ainsi que je l'ai dit autre part, des douleurs au niveau des lombes et de la vessie, des envies d'uriner fréquentes, quelquefois de l'œdème péri-malléolaire et palpébral, œdème qui persiste plus ou moins ; je n'ai pas noté de réaction fébrile appréciable. Enfin leur peau se couvre de squammes qui se détachent sous la forme d'une poussière blanchâtre.

Après avoir hésité sur la nature de cette affection qui présente des symptômes pouvant, les uns être rattachés à une myélite diffuse, les autres à une néphrite chronique, un examen méthodique m'a conduit à formuler le dernier diagnostic dont la confirmation m'eut été fournie par l'examen des urines ; mais il ne m'a jamais été possible de décider les malades à me donner ce que j'exigeais d'eux. Ne saisissant pas le mobile qui me poussait à désirer leur urine, ils riaient fort quand je leur en faisais la demande et n'y satisfaisaient point.

L'*uréthrite* blennorrhagique et ses conséquences, la *cystite* entre autres, se rencontrent quelquefois, mais beaucoup moins souvent qu'on l'a dit, comme je le prouverai tout à l'heure.

5° *Maladies de l'appareil circulatoire.* — Les *palpitations cardiaques* purement nerveuses ne sont pas rares, chez les femmes comme chez les hommes. Elles se manifestent tantôt à la suite d'émotions, tantôt après un exercice violent comme celui que nécessite l'ascension des montagnes. Les Marquisiens sont très prompts à se mettre en colère et j'ai eu l'occasion d'assister à des scènes de fureur qui se traduisent non seulement par des vociférations et des gestes désordonnés mais aussi par des battements tumultueux à la région précordiale. Dans une circonstance de ce genre, j'ai pu constater la persistance des palpitations une heure au moins après la cessation de la querelle qui les avait produites.

L'*hypertrophie* n'est pas rare non plus, simple ou plus souvent consécutive à l'emphysème pulmonaire. Chez une femme à laquelle s'intéressait beaucoup un colon français qui me pria de l'examiner je n'eus pas de peine à reconnaître, outre la lésion pulmonaire, l'hypertrophie du cœur avec dilatation du ventricule droit, sans souffle concomitant. Chez un homme atteint de rhumatisme musculaire, j'ai constaté l'existence d'une *insuffisance mitrale*. Cet homme était très oppressé quand je le vis; son pouls, d'une petitesse extrême, était inégal et intermittent. Je suis convaincu qu'on trouverait aux Marquises toute la série des affections cardiaques en les recherchant avec soin.

Sur quelques vieillards on peut observer des artères radiales flexueuses et dures au toucher, présentant par conséquent les caractères de l'athérome. Il ne m'a pas été donné de rencontrer un seul cas d'*anévrysme* de l'aorte, mais c'est une affection qui n'épargne pas plus les Polynésiens que les autres peuples. En effet à Raïatéa (île de la Société) j'ai vu le plus bel exemple d'anévrysme de l'aorte ascendante qu'on puisse imaginer. Le malade, âgé d'environ 35 ans, présentait avec la plupart des signes de cette affection une tumeur doublement pulsatile du volume du poing, s'étendant du deuxième au quatrième espace intercostal, droit, le long du bord du sternum. Je me souviens qu'il était tourmenté par des douleurs rétro-sternales et par des accès d'oppression qui survenaient surtout à l'occasion de la marche.

6° *Maladies de l'appareil locomoteur.* — Je n'ai pas observé un seul cas de *rhumatisme articulaire,* ce qui ne veut pas dire que cette affection ne fasse pas partie de la pathologie marquisienne; en revanche, le *rhumatisme musculaire* est très fréquent. Il est représenté tantôt par des *lumbagos* fort pénibles, tantôt par des douleurs fixes ou erratiques occupant des régions variables. Dans une petite baie de l'île Ua-Pu je trouvai un naturel étendu sur une natte dans le coin le plus reculé de sa case. Bien que le Marquisien supporte d'ordinaire les plus grandes souffrances avec un courage stoïque, celui-ci gémissait beaucoup et désirait la mort; au niveau des masses musculaires des membres, la moindre pression exagérait les douleurs. Je lui fis une injection morphinée avec la seringue de Pravaz qui ne m'abandonnait jamais dans mes excursions et le malade fut immédiatement soulagé, ce qui le surprit fort. Rien ne saurait donner idée du prestige qu'on acquiert à l'aide de cet instrument aussi commode que peu encombrant.

Il contribue pour une large part à gagner la confiance des naturels qui regardent bientôt le médecin blanc comme un excellent sorcier. Pendant mon dernier séjour à Taio-haé j'étais poursuivi par un indigène toutes les fois que je descendais à terre ; atteint de rhumatisme chronique siégeant dans les masses musculaires de l'épaule droite, il me suppliait de renouveler les injections que je lui avais faites à deux ou trois reprises et dont il avait gardé le meilleur souvenir.

J'ai rencontré deux enfants atteints de *rachitisme* ; cette affection est beaucoup plus rare aux Marquises que dans les autres îles de la Polynésie orientale, qu'aux Gambier surtout. Sur 59 enfants, des écoles qui me furent présentés lors de mon passage à Mangaréva, 4 d'entre eux offraient des déviations considérables de la colonne vertébrale, 6 autres avaient les membres grêles, les épiphyses gonflées et les jambes fortement arquées en dedans.

7° *Maladies dystrophiques.* — Les symptômes suivants : engorgement des ganglions lymphatiques suivi parfois de suppuration, eczéma du cuir chevelu, blépharite et conjonctivité, abcès froids, etc., qui caractérisent la *scrofule*, symptômes isolés ou réunis, s'observent dans toutes les îles de l'archipel, rarement chez les adultes, assez fréquemment chez les enfants des deux sexes. Grâce, sans doute, à leur existence en plein air, à leurs immersions journalières dans l'eau de mer et dans l'eau douce, à leurs ébats sur la plage, ces manifestations disparaissent ordinairement de bonne heure. Dans tous les cas, on ne voit que d'une manière exceptionnelle chez les jeunes Marquisiens ces énormes chapelets ganglionnaires, ces ulcères scrofuleux, ces cicatrices horribles, ces trajets fistuleux interminables, ces faces élargies à leur partie inférieure, etc., que l'on constate chez presque tous les rejetons des indigènes des Gambier.

La chlorose, si reconnaissable chez les femmes de race blanche, est difficile à mettre en évidence quand il s'agit des Polynésiennes ; j'en ai pourtant rencontré qui présentaient des signes certains d'hypoglobulie, tels que : décoloration des muqueuses, essoufflement après un exercice modéré, palpitations et névralgies diverses. Enfin nous savons que les écoulements leucorrhéiques ne sont pas rares chez les Marquisiennes.

8° *Maladies du système nerveux.* — Sans nier l'existence des névroses convulsives, je dois dire que je n'en ai jamais rencontré, pas plus aux Marquises que sur les autres points de la Polynésie. J'excepte, bien entendu, le *tétanos*, maladie très fréquente en Océanie. Pendant mon dernier séjour à Tahaa (île de la Société) je fus convié par un naturel, qui connaissait l'heureux résultat que j'avais obtenu à Raïatéa dans un cas analogue, à me rendre auprès d'un sien parent atteint de tétanos. Chemin faisant, nous apprîmes que le malade venait de trépasser. Ainsi donc, en l'espace de moins de 6 mois, je fus témoin de deux cas de tétanos survenus chez une population de 2000 habitants à peine. Bien que je n'aie point observé cette affection aux Marquises, je sais qu'elle y sévit comme ailleurs. Le spectacle effrayant fourni par les secousses tétaniques a tellement frappé l'imagination des indigènes qu'ils reconnaissaient parfaitement, aux symptômes que je cherchais à reproduire, la maladie sur laquelle je demandais des renseignements. Ils n'ignorent même pas le rapport qui existe entre les blessures siégeant aux extrémités et le tétanos. Presque toujours, en effet, l'affection coïncide avec des plaies ou des écorchures, les naturels ayant l'habitude de marcher pieds nus ; mais il paraît que le tétanos *a frigore*, sans lésions concomitantes, n'est pas rare non plus et tout aussi dangereux que le précédent. Il survient chez les enfants en bas-âge, encore à la mamelle, ainsi qu'il m'a été donné d'en voir un exemple à Raïatéa, et cela sans *blessure* apparente ; il se caractérise alors par du trismus et une raideur intermittente du cou et de la région dorso-lombaire ; mais tandis que la guérison spontanée est possible chez les tout petits enfants, elle n'a jamais lieu chez les adultes sans une intervention thérapeutique de la part des médecins européens. En effet, les Polynésiens sont complètement désarmés devant cette terrible maladie ; croyant bien faire, ils s'empressent d'enlacer de leurs bras le patient et de contenir avec énergie les membres inférieurs, manœuvres qui, jointes à des lamentations incessantes, ne font que multiplier les secousses tétaniques.

La *folie*, sans être fréquente chez les Marquisiens, leur est bien connue. Jadis elle était même considérée par eux comme une marque de grande sagesse et les fous passaient pour être inspirés des dieux ; ils étaient écoutés respectueusement dans les réunions publiques et leurs avis emportaient souvent tous les suffrages.

9° *Intoxications*. — J'ai déjà parlé de la passion des Marquisiens pour les spiritueux. Dès qu'ils possèdent la somme nécessaire, ils s'empressent de l'aller échanger contre une bouteille d'eau-de-vie, de gin ou autre liquide analogue qui leur est délivré, à un prix fabuleux, par les cabaretiers établis dans les baies principales de l'archipel Les femmes ont un goût tout aussi prononcé pour l'alcool (*namu*) que les hommes. C'est à Taio-haé surtout, lieu de relâche le plus important, que l'on rencontre des ivrognes ; mais il faut bien le dire ici : ce sont des ivrognes d'occasion. La cherté des liqueurs enivrantes et le peu de ressources en argent de la plupart des indigènes sont des obstacles à la propagation de l'alcoolisme chronique. De fait, on ne voit que bien rarement des Marquisiens présenter les symptômes de cet état morbide et ceux qui offrent de l'hébétude, du ·tremblement de la langue et des membres sont de vieux buveurs de Kava.

L'alcoolisme aigu, passager, semble ne se produire que sous l'influence des hautes doses de gin ou d'eau-de-vie ; malgré l'ingestion d'une quantité quelquefois considérable de ces liquides, le Marquisien ne tombe qu'exceptionnellement dans cet état comateux qui caractérise l'individu que l'on qualifie d'ivre-mort et jamais on ne le voit gisant sur un chemin public.

On eut pu croire que l'alcool suffirait à contenter les naturels. Pas du tout : le règne de l'opium arriva, mais ne fit pas disparaître celui de la première substance. Il fallait bien donner aux Chinois vivant en Océanie le poison dont ils ne sauraient se passer. Malheureusement les Polynésiens goûtèrent la nouvelle drogue et la trouvèrent excellente ; les habitants de notre archipel, imitant leurs voisins de Tahiti, se mirent à fumer l'opium d'abord, puis à le manger. Aussi le produit de la vente atteignit-il bientôt un chiffre assez considérable. Les indigènes eurent donc, à un moment donné, l'opium, l'alcool, l'amour et le tabac. Le premier était de trop ; on comprit l'importance de ses méfaits et sa vente aux Marquises fut supprimée à la date du 1er janvier 1882. Il était temps, car plusieurs empoisonnements aigus s'étaient déjà produits.

Les Marquisiens n'attentent que bien rarement à leurs jours ; cependant les femmes, ainsi que je l'ai exposé à l'article Mariage, et quelquefois les hommes, ont recours au poison à la suite d'un dépit amoureux. Or, la seule plante douée d'une grande toxicité qui existe dans l'archipel est le *tanghinia naughas* (*éva* des naturels) de la famille des Apocynées. Les différentes parties de ce végétal sont actives, mais c'est surtout l'amande du fruit qui est employée : le tanghinia des Marquises paraît ressembler à celui des Malgaches ; ceux-ci l'utilisent comme poison d'épreuve ; ils prennent le tanghin râpé et mêlé à du jus de bananier. Les Marquisiens agissent de la même manière, à cela près que le véhicule est représenté chez eux par l'eau d'un coco.

D'après les expériences de Chatin, expériences qui sont rapportées dans la Toxicologie de Rabuteau, l'injection du poison sous la peau d'un chien détermine de la dyspnée, des vomissements, une prostration extrême, le ralentissement de la circulation, enfin l'arrêt du cœur avant la cessation des mouvements respiratoires. Chez ces animaux l'intelligence conserve son intégrité jusqu'à la fin et la sensibilité persiste. Le système nerveux, tant moteur que sensitif, conserve ses propriétés, tandis que le système musculaire seul est atteint : le tanghin serait donc un poison exclusivement musculaire. La description de l'empoisonnement, telle qu'elle m'a été faite aux Marquises, se rapproche beaucoup de la précédente. Une ou deux amandes de tanghinia naughas suffisent d'habitude pour donner la mort à un homme en l'espace d'une demi-heure à une heure.

PATHOLOGIE EXTERNE

1° *Maladies de la peau.* — Les affections qui ont pour siège l'enveloppe cutanée sont très répandues et très variées.

Le *vitiligo* n'est point rare ; bon nombre de Marquisiens ont la peau mouchetée de plaques plus ou moins étendues, de la largeur d'une lentille à celle d'une pièce de 5 francs ; ces plaques tantôt irrégulières, tantôt arrondies, contrastent par leur coloration blanchâtre avec le reste de la surface cutanée. C'est ordinairement le tronc qui en est le siège ; rarement les membres en sont atteints.

Je n'ai point rencontré d'*albinos* dans l'archipel, mais il en existe parmi les Polynésiens et tous ceux qui vont à Papeete sont à même de voir le plus beau cas d'albinisme qu'on puisse imaginer, en la personne d'une suivante de la reine.

L'*icthyose* est commune. Outre celle que présentent les buveurs de Kava et qui est alors à peu près complètement généralisée, on observe de nombreux échantillons d'icthyose localisée, occupant différentes régions du corps, les membres notamment.

La grande habitude qu'ont les naturels de s'exposer tout nus à l'ardeur du soleil les a rendus à peu près insensibles à l'action de ses rayons; aussi l'*erythème* solaire est-il à peu près inconnu. J'en dirai autant de l'*intertrigo* qui n'a guère lieu de se montrer chez des gens qui usent de bains et d'ablutions plusieurs fois par jour.

Tout autant que les Européens les indigènes ont à souffrir des agressions incessantes des moustiques et surtout des *nonos* [1] (Sand-fly des Anglais). Aussi ne manquent-ils point de s'enduire le corps, des pieds à la tête, avec le suc du curcuma, procédé qui les met à l'abri des piqûres.

L'*urticaire* n'est pas seulement produit par les morsures de ces insectes, il semble aussi résulter de l'ingestion des crustacés qui entrent pour une bonne part dans l'alimentation des naturels. J'en ai eu la preuve, un jour, dans la baie de Vaitahu (Tahuata); une femme, après avoir mangé des crabes, était à ce point torturée par une éruption toute récente d'urticaire qu'elle se démenait comme une possédée devant ses compagnes prises d'un fou rire.

Il est deux grandes causes de *prurigo :* la gale et les pediculi pubis vel capitis.

L'*eczéma impétigineux* se montre chez presque tous les enfants en bas âge au pourtour des lèvres, du nez, de l'anus, au niveau des fesses et des cuisses. Il est désigné par les indigènes sous le nom de *patita*. Les vésico-pustules crèvent et le liquide qui en sort se concrète sous forme de croûtes jaunâtres ou brunâtres qui disparaissent momentanément sous l'influence de lotions émollientes mais qui ne tardent pas à se reproduire; vers l'âge de 2 ou 3 ans les enfants sont généralement débarrassés de la patita qui est peut-être une manifestation de la scrofule.

[1] Les *nonos* n'existent qu'à Nuka-Hiva et à Ua-Pu.

2° *Lèpre.* — Il n'est pas un pays au monde où la lèpre soit aussi répandue qu'aux Marquises. Dans la seule baie d'Anaïapa (Hiva-Oa), sur une population de 173 individus j'ai trouvé 18 lépreux. Dans la baie d'Ananaï (Ua-Una) il y en avait 7 sur 28 habitants. Il est vrai que ces deux baies m'ont paru plus maltraitées que les autres : mais, d'après l'estimation des indigènes eux-mêmes et des Européens qui habitent depuis longtemps l'archipel, on peut évaluer à 10 pour 100 *au moins* la proportion des lépreux. C'est un fait qu'il est bon de mettre en relief, car il m'a semblé méconnu jusqu'à présent.

L'affection se présente sous deux formes principales qui ne m'ont pas paru se combiner entre elles : la lèpre tuberculeuse et la lèpre non tuberculeuse. La première est moins commune que la seconde ; elle évolue plus rapidement et frappe les naturels de bonne heure. La lèpre aphymatode peut ne se manifester que très tard, par exemple chez des individus qui ont dépassé la quarantaine ; mais elle fait son apparition à tout âge.

La lèpre non tuberculeuse débute par un plus ou moins grand nombre de taches grandes en moyenne comme une pièce de 50 centimes, couleur café au lait, occupant aussi bien le tronc que les membres supérieurs et inférieurs, les unes légèrement saillantes, les autres de niveau avec le reste de la surface cutanée. Aux îles Wallis, les naturels hésitent d'autant moins à les exciser qu'elles sont absolument insensibles ; ils prétendent qu'en agissant ainsi la marche de l'affection est enrayée, tout au moins retardée. A cette manifestation première succède un symptôme *qui ne fait jamais défaut* : je veux parler de la disposition en griffe de la main.

Les phalangettes sont fléchies sur les phalangines, celles-ci sur les phalanges, tandis que ces dernières sont au contraire étendues fortement sur la face dorsale de la main qui paraît excavée ; la tête des métacarpiens se projette en avant sous forme de saillie. La main, renversée sur l'avant-bras par l'extension qui s'opère dans l'articulation radio-carpienne, présente alors, outre la disposition en griffe, celle que l'on désigne sous le nom de main du prédicateur. L'atrophie des muscles du bras, de l'avant-bras et de la main s'accentue de plus en plus ; les éminences thénar et hypothénar disparaissent. Plus tard, les ongles se déforment, s'incurvent et s'hypertrophient au point d'acquérir quelquefois un centimètre d'épaisseur; l'épiderme de la paume de la main s'épaissit également; il devient rugueux, corné, de consistance ligneuse. A cette période la maladie des squames apparaissent souvent sur différentes régions du corps, s'ajoutant aux taches ou les remplaçant. Le pied présente des altérations analogues à celles de la main. L'anesthésie des extrémités est absolue, dans les parties superficielles comme dans les parties profondes. Quand la maladie parcourt toutes ses phases, ce qui est fatal si le lépreux n'est pas atteint d'une affection intercurrente qui l'emporte, arrive alors la période d'ulcération et de mutilation : *la lèpre aphymatode est toujours amputante aux Marquises.*

Les doigts et les orteils, secs jusque-là, s'enflamment et présentent une coloration rouge ou violacée à la face dorsale seulement; ils acquièrent quelquefois un volume considérable; des bulles se forment, crèvent et mettent à nu une surface ulcérée qui, se creusant de plus en plus, finit par atteindre la couche osseuse. En même temps, et du côté de la face palmaire ou plantaire, l'épiderme se fendille transversalement, s'entr'ouvre, et l'ulcération progressant s'étend jusqu'à l'os. Un processus semblable envahit celui-ci; l'amputation s'achève au bout d'un temps plus ou moins long. Cette amputation peut s'effectuer dans la contiguïté des phalanges ou dans leur continuité; d'habitude elle est progressive. Les phalangettes disparaissent d'abord, ensuite les phalangines, puis les phalanges, enfin les métacarpiens ou les métatarsiens· les os du carpe et du tarse, ainsi que les parties molles qui les entourent peuvent subir ce travail de destruction. Le lépreux ne possède plus alors que des moignons informes sur lesquels il marche; mais ceux de la main ne lui permettent plus de puiser sa popoï dans le plat commun. Il arrive cependant qu'un certain nombre de doigts ou d'orteils sont respectés pour un temps assez long. D'ailleurs les amputations s'effectuent par poussées successives entre lesquelles existe une période de répit. Les cicatrices présentent un aspect nacré caractéristique; elles sont fermes et régulières, ce qui n'empêche pas le travail ulcératif de se produire en amont.

Tous ces accidents ont lieu sans que le malade éprouve la moindre souffrance; il paraît insouciant et se rit d'une situation pitoyable.

Quelle est la durée de la maladie? Je l'ignore; mais on m'a affirmé qu'elle était ordinairement fort longue; il est des lé-preux qui vivent avec leur infirmité 10, 20, 30 ans et plus. Ce qui est certain, c'est que je l'ai rencontrée à tous les âges et dans toutes les baies de l'archipel. Les nombreux échan-tillons qu'il m'a été donné d'observer, joints aux renseigne-ments pris auprès des malades et des personnes qui les ont suivis avec attention, m'ont permis d'exposer les symptômes précédents. J'ajouterai que l'état général des lépreux est satis-faisant dans la grande majorité des cas; ils ont bon appétit, bon sommeil, un moral excellent[1]. Je ne crois pas inutile de publier les 3 observations succinctes de lèpre aphymatode que j'ai prises dans la baie d'Ananaï (Ua-Pu), telles que je les trouve consignées dans mes notes.

I. Homme de 30 ans, né à Hiva-Oa d'une mère lépreuse.

Malade depuis longtemps, mais ne peut préciser la date du début de l'affection. En dehors de l'atrophie des extrémités supérieures et inférieures, pas d'amaigrissement. Quelques taches au-devant des jambes seulement. A eu les mains en griffe.

Main droite. — Le pouce est gonflé, son ongle épais et déformé; l'index est privé des deux dernières phalanges; il offre une cicatrice très nette, légèrement déprimée au centre; le médius n'est plus représenté que par la première phalange; sa face palmaire offre une gerçure profonde à quelques milli-mètres en arrière de la cicatrice, gerçure au fond de laquelle on voit une matière pultacée blanchâtre; l'annulaire est privé de sa phalangette; l'auriculaire est entier, mais gonflé, d'un rouge violacé, surtout à son extrémité, laquelle supporte un ongle déformé, recourbé, très gros.

La paume de la main est rugueuse, épaissie, gercée. A la partie moyenne, existe une ulcération taillée à pic au fond de laquelle on distingue des fibres musculaires; les mouches y pénètrent sans déterminer la moindre souffrance.

Main gauche. — Tous les doigts sont amputés au niveau des articulations métacarpo-phalangiennes. Les deux mains sont absolument insensibles; pour me le démontrer le malade, tout en riant, se mord fortement au point d'entamer la peau.

---

[1] Ils habitent de préférence les baies les moins fréquentées des Européens; aussi n'en voit-on qu'une quantité relativement faible à Taïo-haé.

Il me dit qu'un coup de couteau dans les mains et dans les avant-bras ne lui ferait pas mal. Les éminences thénar et hypothénar ont disparu.

Pieds. — Amputation du petit orteil droit; les autres sont gonflés et rouges. Au niveau du sillon métatarso-phalangien, plusieurs ulcérations allant jusqu'à la couche aponévrotique. La peau de la face plantaire, en arrière des orteils et jusqu'au talon, est considérablement épaissie; l'épiderme en est corné, dur comme une pierre, d'une teinte grisâtre. La face dorsale des deux pieds est gonflée; insensibilité comme aux mains.

II. Femme de 32 ans, née dans la baie d'Ananaï d'une mère lépreuse. Malade depuis 2 ans. La main droite seule est en griffe, insensible; sa force est conservée. Squames à la face dorsale des pieds, à la partie antérieure des jambes, aux moignons des épaules. Quelques taches au tronc et aux bras, couleur café au lait.

III. Homme de 50 ans, à barbe blanche. Malade depuis 10 ans? A eu les 2 mains en griffe. Les pieds sont réduits à des moignons avec lesquels il marche tant bien que mal. La peau du reste de la face plantaire est ulcérée; chaque ulcère est entouré d'une zone noirâtre munie d'un épiderme épais, de consistance ligneuse. La main droite est privée de toutes ses phalanges et du métacarpien correspondant à l'auriculaire; la gauche ne possède plus que le pouce, l'index et une partie de l'annulaire; l'index est recourbé en crochet, dernier vestige de la main autrefois en griffe.

La lèpre tuberculeuse, moins fréquente, je le répète, que la précédente, est néanmoins largement représentée aux Marquises où elle mérite au plus haut degré sa dénomination de léonine. Je rencontrai certain jour, dans la baie d'Anaïpa (Hiva-Oa), un enfant d'environ 12 ans qui n'avait plus figure humaine. Impossible en effet d'imaginer une confluence plus grande de tubercules au visage. Les lobules des oreilles, plus gros que le poing, tombaient littéralement sur les épaules de cet enfant; le front inégalement bosselé, les paupières ulcérées, les yeux larmoyants, les os du nez rongés, les lèvres énormes, une salive abondante s'écoulant d'une bouche ulcérée dans toute son étendue, le menton et les joues bosselés comme le front, tout contribuait à donner à la physionomie de ce jeune garçon quelque chose de hideux et de terrible à la fois. Quand il s'efforçait de sourire, il faisait peur.

Cette lèpre tuberculeuse est tellement classique que je ne crois pas devoir la décrire. Je me contenterai de rapporter les deux observations suivantes.

I. Femme de 28 ans. Sa mère n'avait pas la lèpre; elle n'a pas connu son père. A eu deux enfants : l'un est mort, l'autre a 10 ans, mais n'est pas encore lépreux. Le corps de cette femme est couvert de tubercules. Au visage, où ils ne sont pas ramollis; on en voit au front, aux joues, aux tragus, aux lobules des oreilles, aux lèvres, au menton; aspect léonin de la face. Le voile du palais présente des ulcérations taillées à pic et provenant de nodosités ulcérées. Le tronc offre çà et là, plus disséminés que partout ailleurs, des tubercules arrondis semblables à des bourgeons charnus, confluents au niveau des mamelons; le dos est marqueté de taches ressemblant à des plaques d'urticaire. Les tubercules, dont quelques-uns ramollis, sont abondants aux poignets, à la face dorsale des mains et des doigts qui, gonflés à leur partie moyenne, ont un aspect fusiforme, à la partie postérieure des bras et des avant-bras, au niveau de l'olécrâne. Gonflement et rougeur de la phalangette de l'index à droite comme à gauche; cette pha-langette supporte un ongle épais d'un centimètre au moins, long et recourbé comme une serre. Pas de main en griffe.

Les tubercules les plus volumineux sont situés à la partie antérieure des jambes et à la face dorsale des pieds; ils s'éten-dent depuis l'extrémité inférieure de la rotule jusqu'aux pha-langettes. Quelques-uns sont ulcérés. L'affection aurait débuté deux années auparavant par les membres et se serait propagée au tronc d'abord, puis à la face. Pas d'amaigrissement.

II. Enfant de 9 ans du sexe masculin, de la baie de Hana-menu (Hiva-Oa). Tubercules semblables à ceux de l'observation précédente, situés aux mêmes régions, mais énormes aux lobules des oreilles et aux ailes du nez. La phalange du petit doigt est énorme. Taches érythémateuses à la région épigas-trique ; l'affection, au dire des parents, ne daterait pas de longtemps.

Je n'insisterai pas plus longuement sur ce sujet. Ce qu'il était essentiel d'établir, c'est la quantité considérable des lépreux aux Marquises. On en rencontre certainement aux îles de la

Société; mais, en somme, ils sont assez clairsemés. A Tahiti, on accuse à tort les Chinois d'avoir introduit la lèpre en Polynésie. Les Marquisiens la connaissent de temps immémorial et la désignent sous les noms de *Kovi* dans le groupe sud-est et de *Moohoï* dans le groupe nord-ouest. Pour eux, la lèpre n'est pas contagieuse; ils en sont tellement convaincus qu'ils admettent les malades aux repas de la famille, qu'ils leur permettent de tremper leurs doigts ulcérés dans les plats et qu'ils ne craignent pas de s'unir avec les lépreux. En revanche, ils sont persuadés qu'elle est héréditaire; aussi les enfants d'une mère lépreuse s'attendent-ils à voir la maladie se développer chez eux tôt ou tard. Le père étant souvent inconnu ou problématique, on ne s'inquiète pas de l'avenir, on se contente d'espérer être plus heureux que le voisin : voilà tout.

5° *Éléphantiasis.* — Autant l'*éléphantiasis des Arabes* est commun aux îles de la Société, aux Samoa, aux Wallis, etc., autant il est rare aux Marquises. A Raïatéa et à Tahaa (îles sous le Vent) les éléphantiaques sont si nombreux qu'il est exceptionnel de ne pas en rencontrer un quand on se donne la peine de visiter quelques cases.

L'éléphantiasis est désigné par les Tahitiens sous le nom de *féfé.* Il a pour sièges principaux les membres inférieurs et le scrotum, mais il occupe aussi les membres supérieurs. Pour donner une idée du volume que peuvent atteindre les régions envahies, je dirai qu'un homme de Tahaa était porteur d'une tumeur scrotale ayant 60 centimètres de largeur sur 50 centimètres de hauteur; je n'estime pas à moins de 35 kilogrammes le poids de cette tumeur. Quand on parvenait à mettre cet homme sur ses pieds, ses jambes pliaient sous le faix. Aux Wallis j'ai mesuré le membre inférieur d'un indigène à la partie moyenne de la jambe et j'ai trouvé une circonférence de 1^m,20. Les malades sont souvent des gens robustes et bien musclés.

Je n'ai pas rencontré un seul enfant atteint d'éléphantiasis et je ne me souviens pas non plus d'avoir constaté un seul cas de cette affection chez les femmes, du moins aux membres inférieurs, ce qui prouve qu'elle est assez rare dans le sexe féminin. Cependant un missionnaire de la baie de Vaitahu (Marquises) m'ayant prié de visiter une de ses paroissiennes, je reconnus chez elle un éléphantiasis des grandes lèvres ayant à peu près le volume d'une tête adulte ; sur mes conseils, la malade fut dirigée sur l'hôpital de Papeete. C'est le seul échantillon qu'il m'ait été donné de voir dans l'archipel ; mais je sais qu'il existe ou du moins qu'il a existé des éléphantiaques et qu'aux Marquises l'affection est désignée sous le nom de *héhé*, qui correspond au féfé des Tahitiens[1].

4° *Maladies vénériennes.* — Je commencerai par établir un fait : c'est que sur un équipage de 153 hommes, je n'ai observé pendant toute la durée de la campagne du *Hugon* en Océanie que 3 cas de syphilis et 4 d'uréthrite blennorrhagique. On conviendra que ce même équipage eût été beaucoup plus éprouvé dans un port de mer en l'espace de deux ans. Les 7 maladies vénériennes précédentes furent, d'ailleurs, contractées à Tahiti, la reine de l'océan Pacifique, la Nouvelle-Cythère chantée par Bougainville. Est-ce à dire que la syphilis est rare aux Marquises ? Assurément non, mais en tout cas elle n'est pas plus répandue qu'ailleurs. Il est vrai que l'équipage du *Hugon* était à peu près exclusivement composé de Bretons ; or on sait que ces derniers, moins galants que les Provençaux, relèguent volontiers Vénus au second plan et sacrifient davantage à Bacchus. Si donc on se basait sur les accidents observés à bord pour établir le bilan des maladies vénériennes aux Marquises, on mériterait à coup sûr la qualification de mauvais comptable. Mais il est d'autres sources auxquelles on peut puiser des renseignements.

Les naturels connaissent très bien la *blennorrhagie*, ceux de Taio-haé surtout qui sont plus souvent en relation avec les visiteurs étrangers que les indigènes des autres points de l'archipel. J'ai même dit qu'ils la combattaient au moyen de la macération dans l'eau du *piper methysticum*. Mais, en somme, les méfaits de la blennorrhagie ne sont que passagers. Voici, d'ordinaire, comment ont lieu les choses : un navire venant de Tahiti relâche aux Marquises ; un des hommes de son équipage est porteur d'une uréthrite subaiguë ; il a des rapports avec une Marquisienne et lui communique l'affection dont il est atteint. Celle-ci la transmet à quelques indigènes, et tout

---

[1] L'éléphantiasis peut affecter les Européens habitant depuis plusieurs années la Polynésie. Je connais un Anglais (Raïatéa) qui est atteint d'éléphantiasis des deux membres supérieurs.

s'arrête là, parce que les naturels, gens très cancaniers entre eux, s'avertissent et ne manquent pas de désigner la coupable; la maladie s'éteint alors d'elle-même. En fait, je n'ai eu que deux fois l'occasion de soigner des individus pour uréthrite; l'un me consulta dans les circonstances suivantes : il accusait une douleur intense et qu'il localisait fort bien à la région périnéale et au bas-ventre; il avait de la fièvre et des envies d'uriner fréquentes; bref, je n'eus pas de peine à reconnaître une cystite, d'autant mieux que le malade m'avoua qu'il avait contracté une blennorrhagie trois semaines auparavant.

La *syphilis* est très répandue à Nuka-Hiva, beaucoup moins dans les autres îles de l'archipel. Que de gens, Européens ou naturels, sont venus se confier à mes soins pour des accidents secondaires ou tertiaires! Je n'ai eu que rarement affaire au chancre lui-même et cela se comprend car il ne tarde guère, d'habitude, à se cicatriser. Il laisse après lui la zone indurée qui caractérise l'infection. Je ne passerai pas en revue tous les accidents de la syphilis; ils sont les mêmes que dans les régions tempérées et tout aussi variés : les plaques muqueuses, la laryngite et le coryza secondaires, les exostoses siégeant de préférence à la partie antérieure du tibia, la carie des os du nez, la perforation de la voûte palatine, etc., sont des accidents très communs.

On ne saurait s'imaginer les bons effets de la liqueur de Van-Swieten et de l'iodure de potassium chez ces malheureux Polynésiens qui n'ont jamais suivi de traitement. Sous leur influence et dans un laps de temps très court, céphalées, douleurs, plaies ulcéreuses, tout disparaît comme par enchantement. A Raïatéa et à Tahaa où j'avais carte blanche pour distribuer ces médicaments, les résultats étaient si merveilleux que les malades accouraient, plus nombreux chaque jour, me demandant avec instance de l'iodure de potassium, cette *papé maramara* (eau amère) qui les soulageait si vite. Et en effet, que de maux à combattre par les iodiques qui conviendraient non seulement à tous les syphilitiques, mais encore à la plupart des scrofuleux de ces îles infortunées!

5° *Maladies des os et des articulations.* — En dehors de celles qui sont sous la dépendance de la lèpre et de la syphilis, les affections osseuses et articulaires ne sont pas rares. Les *fractures* résultent le plus ordinairement d'une chute d'un

lieu élevé, chaque indigène ayant l'habitude de grimper au
moins une fois par jour au sommet d'un cocotier. Ce sont les
enfants surtout, moins expérimentés que les adultes et souvent
plus audacieux, qui sont victimes de leurs imprudences[1].
Presque tous les boiteux qu'on rencontre aux Marquises doivent
leur infirmité soit à une luxation non réduite de la hanche,
soit à une consolidation vicieuse de fractures antérieures[2].

Les *arthrites* aiguës sont assez communes et déterminées
également par des chutes ou des contusions. J'ai rencontré
plusieurs cas d'*hydarthrose* du genou, affection qui n'empêche
pas les malades de circuler tant bien que mal (plutôt mal que
bien), malgré la présence d'un épanchement parfois assez considérable.

Les *tumeurs blanches*, dont le développement est favorisé
par le tempérament ultra-lymphatique des Polynésiens, font
partie de la pathologie marquisienne et j'en ai vu un très bel
exemple chez une femme de la baie d'Anaïapa (articulation du
poignet gauche). Elles doivent être beaucoup moins répandues
dans notre archipel que dans les îles de la Société où on les
rencontre, je ne dirai point à chaque pas, mais du moins
fréquemment.

6° *Maladies diverses*. — Parmi les tumeurs, je signalerai
les *lipomes* et les *kystes* à contenu séreux ou sébacé ; les premiers acquièrent souvent un volume considérable et sont quelquefois multiples ; ils siègent dans des régions variées.

Je n'ai pas vu le *goître* aux Marquises ; mais sur la fin de
mon séjour en Océanie, alors que je n'avais jamais eu l'occasion
d'observer un seul cas de cette affection parmi les Polynésiens,
je ne fus pas peu surpris de rencontrer une vieille femme de
Tahaa (île sous le Vent) qui portait une tumeur goîtreuse
bilobée plus grosse que les deux points réunis. Il ne s'agissait
pas là de la maladie de Basedow car outre l'âge avancé de cette
femme, on ne constatait point les autres signes de cette affection cardio-vasculaire.

On sait que les *polypes* muqueux et fibro-muqueux des
fosses nasales sont d'une fréquence extrême chez les Polyné-

---

[1] On cite plusieurs exemples d'individus qui se sont tués en tombant.

[2] Dans la baie d'Omoa (Fatu-Hiva) j'ai vu un enfant très bien guéri d'une fracture de cuisse par un officier d'infanterie de marine qui s'était contenté d'appliquer un appareil fort simple mais suffisant.

siens. Au Musée d'anthropologie de Paris, cette affection est révélée par la déformation, l'amincissement, l'élargissement parfois considérable des fosses nasales avec destruction des cornets, sur plusieurs crânes que possède ce musée. A Rorutu, l'une des îles Tubuaï, j'ai vu trois indigènes atteints de polypes muqueux tellement développés qu'ils faisaient hernie au dehors, obturant de la manière la plus complète les fosses nasales, de sorte que les malades ne respiraient plus que par la bouche. Aux Marquises, cette affection doit exister, mais je ne la trouve pas mentionnée dans mes notes et sur les 27 crânes que j'ai recueillis dans les différentes baies de l'archipel, pas un ne présente d'altérations susceptibles d'être rapportées à des polypes.

Les maladies des *yeux* sont très communes et variées, souvent produites par les manœuvres du tatoueur, du moins autrefois ; ce sont des *conjonctivites*, des *kératites*, souvent ces deux affections combinées, des *taies* cornéales, la *fonte* de l'un ou des deux globes oculaires, ainsi qu'il m'a été donné d'en voir plusieurs exemples. J'ai signalé ces accidents à l'article *tatouage* auquel je renvoie. La lèpre tuberculeuse est également coupable de ces méfaits et rend tôt ou tard aveugles ceux qu'elle frappe.

La *blépharite* ciliaire n'est pas rare et affecte de préférence les jeunes sujets.

L'*ectropion* caractérisé par le renversement de la paupière, le larmoiement et la rougeur de la conjonctive, est assez commun. J'ai vu un cas de *strabisme* convergent chez une Marquisienne.

J'attirerai tout spécialement l'attention sur la fréquence de la *cataracte* chez les vieillards. N'étant pas muni des instruments qui m'auraient permis de faire un examen méthodique, je ne saurais entrer dans de longs détails à ce sujet ; mais la marche de l'affection et l'exploration directe de l'œil n'ont laissé subsister aucun doute dans mon esprit. La teinte blanchâtre de la pupille, l'affaiblissement progressif de la vue, la façon de marcher tête baissée des malades, tout est en faveur de la cataracte, que j'ai observée sur une demi-douzaine d'individus au moins.

Telles sont les maladies que j'ai rencontrées aux Marquises. Il est évident que la nomenclature précédente est loin d'être

complète; j'aurais pu m'étendre sur la question du 'trauma-
tisme, parler des abcès que j'ai eu l'occasion d'ouvrir, etc.,
mais ce sont là des points qui n'offrent rien de particulier.
Pour ce qui est de la pathologie externe, il est clair que les
Polynésiens ne sont pas, plus que les autres peuples, à l'abri
des nombreuses affections qui entrent dans son cadre. De ce
que, par exemple, je n'ai point observé de hernieux aux Marquises, il y a cependant tout lieu de croire qu'il en existe.

En résumé, à part la lèpre qui est très répandue dans l'archipel, les autres maladies sont assez banales et ne sont point
du domaine de la pathologie exotique proprement dite.

CAUSES DE LA DÉPOPULATION

Pouvons-nous maintenant expliquer la dépopulation si rapide
des îles Marquises? Examinons successivement les raisons généralement invoquées.

Parmi les causes morbides, il ne saurait être question que
des maladies importées. Il est certain que la lèpre a de tout
temps fait de nombreuses victimes aux Marquises, ce qui nous
est révélé par le récit même des vieillards et par la déclaration
du missionnaire Gracia à une époque où, comme il le constate
lui-même, l'état sanitaire était satisfaisant par ailleurs. « Le
Kava, dit-il, fait tomber leurs chairs ou quelques-uns des
membres, d'abord en pourriture, puis en lambeaux, et finit
par les conduire au tombeau après 4 ou 5 ans de l'état le plus
horrible, mais sans grandes souffrances toutefois. » Il ajoute
cependant qu'il y a probablement complication de maladies
vénériennes, mais ce n'est là qu'une simple présomption.

Sans doute la syphilis doit être incriminée; mais elle est
insuffisante à elle seule pour rendre compte du dépérissement
si prompt du peuple marquisien, d'autant plus que son introduction ne me semble pas devoir être rapportée à une date
bien ancienne. S'il en était autrement, les observateurs n'eussent pas manqué de signaler les accidents si faciles à constater
et qui sont la conséquence des méfaits de la syphilis. Je n'ai
pour ma part, jamais rencontré chez les Marquisiens ces com-
plications redoutables qui caractérisèrent la période d'invasion
de la syphilis en Europe et parmi les nombreux crânes d'insulaires que j'ai pu examiner à loisir, un seul portait à la

région frontale les traces d'accidents syphilitiques tertiaires.
Du commencement de ce siècle jusqu'en 1838, ce ne sont
certainement pas les maladies vénériennes qui ont fait disparaître plus de la moitié des habitants des Marquises. Mais
admettons que, depuis, la syphilis a pris une extension plus
grande, ce que je crois volontiers ; alors, pourquoi cette affection ne fait-elle pas dépérir au même titre les différents peuples
des régions tropicales, infectés au même degré que les Polynésiens? Invoquera-t-on la moindre résistance de ces derniers,
de cette race vigoureuse habitant un pays d'une salubrité parfaite? Nous avons vu qu'un grand nombre d'enfants venaient
au monde mort-nés et que plusieurs succombaient dans les
premiers mois de leur existence ; ici nous pourrions incriminer
la syphilis constitutionnelle, mais il reste à éclaircir un point
assez obscur. Pourquoi, si cette affection seule était en cause,
parmi les enfants d'une même femme les uns succombent-ils
et les autres paraissent-ils vigoureux? On pourrait peut-être
expliquer ce fait par la fréquence des infidélités conjugales ;
dans ce cas, à un père atteint de syphilis correspondrait un
enfant infecté, la mère étant épargnée?

Parmi les nombreuses causes invoquées pour expliquer
l'extinction des Polynésiens, on a souvent parlé de la corrup-
tion des mœurs favorisée par les Européens. Je rejette absolument cette manière de voir. Les mœurs des naturels furent
aussi légères, aussi dépravées avant qu'après l'arrivée des
étrangers. Ce ne sont pas les Européens qui leur ont donné
l'idée de ces obscénités que j'ai eu l'occasion de signaler. Les
navigateurs Marchand, Krusentern, Porter, Paulding, Dupetit-
Thouars et bien d'autres ont parlé de ces scènes qui marquè-
rent toujours leur arrivée aux Marquises, de cet essaim de
naïades qui, babillant et folâtrant, accouraient à la nage et
prenaient d'assaut les navires ; de ces nymphes qui, loin de se
laisser rebuter par les obstacles, se cramponnaient à tout ce
qui pouvait faciliter l'escalade et se livraient aux matelots
ébahis. Qui n'a pas entendu parler des saintes frayeurs du
pauvre missionnaire protestant Harris en 1797, de la façon
dont il fut obsédé par les belles filles de Nuka-Hiva, de sa fuite
au milieu des bois et de son brusque départ des Marquises?
Inutile d'insister plus longtemps sur ce sujet ; si nous n'avons pas
fait les naturels meilleurs nous ne les avons point rendus pires.

Tout naturellement on devait, après la syphilis, accuser les liqueurs alcooliques. On ne saurait nier l'influence fâcheuse des boissons spiritueuses ingérées en excès, et nous savons que les Marquisiens sont loin d'être sobres. Mais ce serait une erreur de croire qu'ils s'adonnent journellement à l'alcool. D'ailleurs, le dépopulation, des autres îles de la Polynésie, des Gambier par exemple, ne s'est-elle pas effectuée à une époque où la prohibition des liqueurs fermentées était absolue? D'un autre côté, le gin et l'eau-de-vie présentent-ils des dangers plus sérieux que le Kava, boisson qu'ils ont en partie remplacée?

L'épidémie de variole a fait périr en 1864 la moitié des habitants du groupe nord-ouest; mais elle n'a pas sévi sur les naturels du groupe sud-est, ce qui n'a pas empêché ces derniers de déchoir.

Reste la tuberculose pulmonaire; mais, outre qu'elle n'est pas aussi répandue qu'on l'a dit, est-il bien démontré que les Marquisiens étaient autrefois à l'abri de cette affection? En 1838, alors que la population de l'archipel était assez dense, le missionnaire Gracia signale la fréquence des maladies du poumon chez nos insulaires.

Les causes morbides précédentes, envisagées l'une après l'autre, sont donc insuffisantes pour nous expliquer la disparition si prompte des Polynésiens en général et des Marquisiens en particulier; réunies en faisceau, leur valeur est plus grande. Mais poursuivons notre examen.

On n'a pas craint d'attribuer aux vêtements la déchéance des peuplades océaniennes; c'est vraiment, faute de mieux, vouloir trouver une raison quand même. En quoi peut être nuisible une légère pièce de cotonnade aussi vite enlevée que reprise? D'ailleurs, avant l'emploi du calicot les naturels ne se servaient-ils pas de l'écorce amincie du papyrus?

Les femmes sont-elles moins fécondes aujourd'hui qu'autrefois? Il n'y paraît guère, si l'on envisage d'une part les chiffres que j'ai fournis, d'autre part les assertions des anciens navigateurs. Soit qu'il tînt ses documents de Roberts et de Cabrit, soit qu'il ait fait une enquête à ce sujet, Krusenstern nous déclare qu'en 1804 les Nuka-hiviennes étaient stériles pour la plupart et que parmi les femmes fécondes il était bien rare d'en rencontrer une ayant plusieurs enfants.

La consanguinité doit-elle être mise en cause? Question bien difficile à résoudre si l'on consulte la manière de voir des différents anthropologistes. Pour les uns, en effet, les mariages consanguins s'effectuant entre sujets vigoureux ne peuvent que donner de bons résultats : la transmission des qualités physiques des parents à leurs rejetons serait un fait indéniable. Pour les autres, les unions entre individus de la même famille amèneraient des résultats fâcheux, malgré la validité des facteurs. Les mariages consanguins sont, d'ailleurs, formellement interdits par le tabou.

Les guerres continuelles que se livraient les tribus ne peuvent expliquer la disparition des naturels; outre qu'elles n'étaient pas très meurtrières en général elles furent toujours en permanence aux Marquises et c'est justement depuis leur suppression que le dépérissement s'est accentué. Pourquoi ne rangerait-on pas, après tout, le changement subit dans les habitudes du peuple qui nous occupe parmi les causes de son extinction? Nés avec des mœurs sauvages, constamment aux aguets, toujours sur le qui-vive, les Marquisiens ont dû renoncer tout à coup à leur éducation première. S'il m'était permis de me servir de cette comparaison, je dirais volontiers qu'entre l'indigène actuel et celui d'autrefois il y a la même différence qu'entre le lion d'Afrique et celui du Jardin des Plantes. Nonchalamment assis devant sa case, il regarde en bâillant les hauts sommets de son île qu'il ne franchit plus pour aller provoquer l'ennemi; sa pirogue, hissée sur la grève, n'en est détachée que bien rarement; sans travail, n'a-t-il pas de quoi subvenir à ses besoins? Le désœuvrement et l'inaction relatifs, voilà les véritables causes de l'extinction de cette race vigoureuse, au même titre que l'inertie d'un organe en amène l'atrophie. Les autres raisons invoquées n'agissent qu'en vertu de causes auxiliaires.

DURÉE DE LA VIE

La notion du temps ne fait certainement pas défaut aux naturels des Marquises; mais ils vivent sans souci du lendemain, ignorant leur âge et paraissant fort étonnés quand on les interroge à cet égard. Il est donc assez difficile d'établir, sur des bases sérieuses, leur longévité normale. Cependant l'observation et les renseignements fournis par de fréquents appels à leurs souvenirs permettent de jeter un peu de clarté sur cette question, en apparence très obscure.

A l'occasion de la fête du 1er janvier 1882, le vice-résident du groupe sud-est prit des mesures efficaces pour réunir dans la baie d'Atuana (Hiva-Oa) le plus grand nombre possible d'indigènes. Environ 1500 individus répondirent à son invitation, chiffre important si l'on considère celui de la population totale. Dans cette foule, je n'ai remarqué qu'un nombre insignifiant de vieillards.

Dans cette même fête, les femmes s'étaient revêtues de leurs plus brillants atours. Parmi les parures, l'une des plus en honneur consiste en barbes de vieillards que les jeunes Marquisiennes fixent à leurs casques en guise de plumets. Je fis observer à un interprète que beaucoup d'entre elles en étaient privées et il me fut répondu qu'il fallait en attribuer le motif au prix élevé de cette parure provenant de l'extrême rareté des vieillards.

D'ailleurs, dans les nombreuses périgrinations que j'ai faites dans les diverses vallées avoisinant les baies visitées par le *Hugon*, j'ai rencontré quelques personnes âgées, mais en petite quantité. Je fis appel à des souvenirs qui me permettaient d'établir approximativement leur âge. Le nom de l'amiral Dupetit-Thouars, bien connu de tous ceux qui avaient un âge suffisant pour le retenir, n'a été prononcé que par un petit nombre d'entre eux. Or il n'y a pas plus de 40 ans que l'amiral était aux Marquises. Je suis donc autorisé à affirmer que les vieillards de ce pays sont des gens de 55 à 60 ans.

Sans doute il est des naturels dont l'âge est plus considérable. J'en ai rencontré deux ou trois qui me paraissaient avoir environ 70 ans; mais c'est une limite que bien peu de Marquisiens atteignent. Ainsi la longévité n'est pas chose commune et je ne crois pas beaucoup m'avancer en disant qu'il n'y a pas plus de 5 pour 100 de vieillards ayant de 60 à 70 ans. Quels sont les motifs de cette absence de longévité? C'est une question aussi difficile à résoudre que celle de la dépopulation de l'archipel. Les anciens, interrogés sur ce point, affirment que les vieillards étaient plus nombreux jadis et je tiens d'un ex-résident des îles Tuamotu qu'il a rencontré plusieurs individus des deux sexes ayant certainement dépassé l'âge de 100 ans. A ce propos j'observerai que les habitants des îles basses font alors une exception bien remarquable parmi les Polynésiens en général, car je n'ai pas rencontré un seul cas de pareille longévité chez les peuples nombreux que j'ai eu l'occasion de voir en Océanie. Au commencement de ce siècle, Krusenstern fut lui-même frappé de la petite quantité des Nuka-Hiviens âgés et il manifeste son étonnement en considérant la vigueur des insulaires.

TROISIÈME PARTIE

CARACTÈRES DESCRIPTIFS ET ANTHROPOMÉTRIQUES

Nous avons déjà constaté les avantages physiques de la population marquisienne et nous savons que, parmi les Polynésiens, nos indigènes sont particulièrement remarquables au point de vue de la beauté des formes. Seuls, les habitants des îles Tonga pourraient leur être comparés ; mais ils ont une tendance à l'obésité qui n'existe pas chez les Marquisiens.

Après Cook et Bougainville, bien des voyageurs, se laissant aller au lyrisme, ont dépeint les habitants de la Polynésie sous les couleurs les plus séduisantes ; ils ont tracé des tableaux qui font honneur à leur plume et témoignent d'une imagination fertile. Les femmes surtout ont été l'objet de pompeux éloges, mais aussi de réflexions peu galantes, car on les a, tour à tour, appelées Vénus et traitées de guenons. Tout en reconnaissant l'exagération du premier terme, on ne saurait trop protester contre le second ; dans les appréciations de cette nature, on voit ici manifestement l'influence du moment psychologique.

Aux détracteurs de la beauté marquisienne, j'opposerai la description beaucoup trop élogieuse à mon sens de M. Radiguet, description que je reproduis d'autant plus volontiers qu'elle comprend la plupart des points que j'analyserai bientôt :

« La taille des femmes est moyenne[1], leur galbe modelé souvent avec une pureté que la statuaire nous a révélée presque seule en France, le torse élégamment cambré, les chairs pote-

---

[1] Nous savons qu'elle est beaucoup au-dessus de la moyenne générale.

lées et solides, le grain de la peau d'une finesse extrême. Leur sein se dresse, légèrement piriforme, et son développement n'excède jamais les limites assignées par les lois du beau. L'habitude de courir sur des terrains escarpés à travers des plantes épineuses leur jaspe parfois les jambes de cicatrices et leur écarte les doigts du pied; mais leurs mains au toucher onctueux, aux doigts effilés, aux ongles longs, taillés en amande, luisants comme de l'agate et amoureusement soignés, sont en général d'une beauté surprenante. Peu de femmes au monde ont plus de grâce, sinon dans leurs mouvements, au moins dans leurs poses, et les femmes des archipels les plus voisins, les Tahitiennes si vantées, semblent de lourdes, épaisses et brunes campagnardes, comparées aux filles de Nuka-Hiva, si légères, des pieds à la tête.

En général, aux Marquises, les traits du visage nous paraissent chez la femme moins corrects et moins purs que chez l'homme. La chevelure épaisse, un peu rude, chatoyante de lotions huileuses, relevée avec les doigts, retombe sur leurs épaules et encadre un visage d'une pâleur chaude comme le bois de santal. Le front est découvert, mais étroit; les pommettes sont écartées, même un peu saillantes. Sous l'arcade sourcilière peu fournie de poils, les yeux, parfois relevés aux coins, vers les tempes, s'ouvrent grands, limpides, noirs avec des paupières frangées de longs cils. Si le visage des hommes nous semble plus régulier, non seulement leur physionomie est loin d'avoir la séduisante expression de douceur, de bonté, de franchise, l'attrait mélancolique et rêveur, le charme sympathique enfin, qui distinguent la femme de l'archipel; mais leur caractère n'offre pas non plus les mêmes garanties. » Voilà pour les femmes. Voyons maintenant ce que l'auteur dit des hommes :

« Ils ont les traits du visage purs et corrects, le nez droit ou aquilin, court parfois ou légèrement épaté, jamais difforme. La bouche n'est ni grande ni lippue ; le front, un peu bas, un peu fuyant, est rasé à la partie supérieure, ce qui a fait dire que les Canaques avaient le front haut. Si le Nuka-Hivien parle et s'anime, son œil noir, grand, nacré, d'une mobilité extrême, éclate dans le tatouage, où s'ouvre aussi, dans un sourire, la raie d'argent de ses dents blanches[1]. »

---

[1] *Les Derniers Sauvages.*

ENVELOPPE CUTANÉE

Pour la détermination de la couleur de la peau, j'ai eu recours au tableau chromatique de la Société d'anthropologie[1]. Dans la grande majorité des cas, la coloration cutanée des Marquisiens est représentée par la teinte numéro 30, c'est-à-dire par une nuance formée de jaune et d'un peu d'orangé. Cette nuance, légèrement *rabattue* par la matière pigmentaire, a beaucoup d'analogie avec la couleur désignée sous le nom *d'ocre de rue*. J'ai eu soin de n'observer les sujets que lorsqu'ils étaient reposés. Sous l'influence d'une vive émotion ou à la suite d'une fatigue résultant soit d'un travail prolongé, soit d'une ascension pénible, la coloration du visage est avivée, ce qu'il est facile de constater chez ceux mêmes dont la face est le plus tatouée.

Suivant le conseil de Broca, j'ai déterminé le ton de la peau : 1° des parties habituellement exposées au grand air ; 2° des parties couvertes de vêtements. Sur 30 hommes observés particulièrement à cet égard, 22 fois la couleur des parties découvertes était identique à celle des parties couvertes ; 8 fois il en était autrement. Dans ce dernier cas, 5 fois la teinte des régions ordinairement exposées au grand air était plus claire que celle des régions abritées par les vêtements, et 3 fois c'était l'inverse. On voit qu'ici les effets du hâle ne sont pas ceux auxquels on serait en droit de s'attendre. Il ne faut pas oublier, d'ailleurs, que si les Marquisiens font usage de vêtements, ils s'en débarrassent volontiers dans les baies qui ne sont pas fréquentées par les Européens. Il n'y a donc, le plus souvent, qu'une différence à peine sensible dans la coloration des diverses parties de l'enveloppe cutanée. Ceci dit pour un même individu, car il est certain que, chez les Marquisiens comme chez les Polynésiens en général, le ton de la peau varie beaucoup d'un sujet à l'autre. Cette circonstance explique les différences d'appréciation qui se sont produites parmi les voyageurs quand il s'est agi de déterminer la couleur de la peau chez les gens qui nous occupent. Les uns la comparent au bois de chêne, les autres au cuivre terni ; ceux-ci la qualifient de jaune olivâtre, ceux-là de

---

[1] Voir le tome III des *Archives de médecine navale* (avril 1865.)

basané jaunâtre, de roux cannelle, de jaune lavé de bistre, etc.,
termes fort justes dans chaque cas particulier, mais qui ne le
sont plus d'une manière générale.

Et, en effet, en dehors de la teinte numéro 30, il est des cas
où la nuance est plus claire et d'autres où elle est plus foncée,
suivant que la matière pigmentaire est moins ou plus abondante.
Les numéros 26 et 33 d'une part, 39 et 22 d'autre part, rendent compte de ces particularités qui défient toute description.

Chez les femmes, comme chez les enfants, la coloration de
la peau diffère un peu de celle qu'on observe chez les hommes.
L'orangé y entre en moindre proportion et on peut en général
comparer leur teint au numéro 39 correspondant au terme de
basané jaunâtre.

On lit dans Louis Figuier : « Les femmes qui sont très légèrement tatouées, les jeunes enfants et les jeunes gens qui ne le
sont pas du tout, sont aussi blancs que beaucoup d'Européens.[1] » Forster s'était contenté de dire : « ont le teint aussi
blanc que celui de *quelques* Européens. » Je ne saurais me
rallier à cette manière de voir. Ou les sujets en question
étaient des métis de Marquisiennes relativement peu foncées
et de blancs à peau de Scandinave, ou les Européens auxquels
on les compare étaient *un peu jaunes*.

Il est certain pourtant que la couleur de la peau est, chez les
enfants en bas âge, plus claire que chez les adultes, ce qui n'a
rien d'anormal, et que les naturels des Marquises sont moins
basanés que les Tahitiens, bien que plus rapprochés de l'Équa-
teur.

Il est bon d'ajouter que je me suis mis à l'abri des causes
accidentelles qui modifient temporairement la coloration naturelle de la peau, les indigènes des deux sexes ayant l'habitude
de s'oindre d'huile de coco et de se frictionner avec le suc provenant de la racine du curcuma. Leur peau est alors d'un jaune
safran remarquable. Quant aux régions tatouées, elles sont d'une
couleur ardoisée caractéristique.

[1] *Races humaines.*

SYSTÈME PILEUX

Il est plus ou moins développé, suivant les régions que l'on considère.

A. *Cheveux.* — Ils sont toujours très abondants. Je n'ai pas rencontré un seul cas de calvitie chez les adultes. Les vieillards eux-mêmes ont une chevelure assez fournie; chez quelques-uns d'entre eux le sommet de la tête se dégarnit à la longue.

Sur 50 hommes et 50 femmes particulièrement observés au point de vue de la *nature* de leurs cheveux, j'ai noté :

	Hommes	Femmes
Cheveux droits	7	8
— ondés	12	25
— bouclés.	20	5
— frisés	11	12
— laineux.	»	»
	50	50

On voit que les Marquisiens sont essentiellement *léiotriques.* En réunissant les deux séries, on ne trouve que 15 cas de cheveux vraiment droits, 23 de cheveux frisés et pas de chevelure laineuse. 62 fois sur 100, les cheveux sont ondulés ou bouclés, ondés surtout chez les femmes, bouclés chez les hommes. Je suis persuadé que si ces derniers les laissaient croître davantage, j'eusse rencontré, dans le sexe masculin, un plus grand nombre de sujets ayant les cheveux ondulés. Quant aux chevelures laineuses ou s'en rapprochant, les quelques échantillons de cette nature qu'il m'a été permis d'observer appartenaient à des métis de nègres et de Marquisiennes. Ces individus avaient une chevelure extrêmement fine et abondante, mais longue et formée de spirales très courtes, donnant cependant au toucher la sensation d'une véritable toison. A propos des caractères physiologiques nous avons vu qu'en opérant une traction sur leur extrémité libre, on pouvait allonger d'un tiers au moins ces chevelures qui, par le fait du mélange, semblaient s'être péniblement déroulées.

Jamais les Marquisiens ne se teignent les cheveux; ils ne se les décolorent pas non plus au moyen de la chaux, à la façon des Samoans et de quelques autres peuples de l'Océanie centrale. Ils se contentent de les enduire de *monoï* ou huile de coco parfumée ; les vieillards finissent même par renoncer à ce détail de toilette que les adultes et surtout les jeunes gens ne négligent jamais.

Dans l'un et l'autre sexe, les cheveux sont ordinairement du plus beau noir et leur coloration répond au numéro 48 du tableau chromatique, quelquefois au numéro 49. Dans ma série d'hommes, j'ai noté pourtant 15 cas de cheveux roux dans le tiers libre seulement. Sur 50 femmes j'ai observé également 7 cas de cheveux roux, dont plusieurs jusqu'au point d'implantation de la racine. Cette coloration singulière est loin d'être rare et je ne crois pas exagérer en disant qu'elle se rencontre une fois sur quatre, au minimum. Il est exceptionnel qu'elle aille jusqu'à l'insertion du cheveu sur le cuir chevelu. On voit le plus souvent des mèches rousses disséminés dans une chevelure d'un noir de jais, mèches n'existant que dans les couches superficielles et, par exception, dans les couches profondes de la chevelure. Voici l'explication qu'on pourrait peut-être donner de cette étrange particularité ; je dis étrange, car je ne l'ai point observée chez les naturels des îles de la société :

Sur les plateaux élevés de la Dominique, vivaient, il n'y a pas longtemps encore, quelques tribus. Ces indigènes, paraît-il, étaient moins basanés que ceux du rivage et possédaient presque tous une chevelure entièrement rousse. On a remarqué depuis leur arrivée dans le bas des vallées, que leur teint était devenu plus foncé, que leurs cheveux avaient noirci. Même observation pour les membres des anciennes tribus des Happas et des Naïkis, très prospères encore en 1850 sur les plateaux du groupe nord-ouest. Serait-il audacieux de conclure de ces faits : 1° que l'altitude, aux Marquises, a une influence sur la coloration de la peau et du système pileux ; 2° que l'union des individus appartenant aux anciennes tribus à cheveux roux et des individus à cheveux noirs habitant les vallées a produit les rejetons dont le système pileux offre la coloration que j'ai mentionnée ; 3° enfin que cette coloration rousse d'une partie de la chevelure disparaîtra complètement tôt ou tard chez les descendants des naturels qui ne se croiseront pas avec les étrangers blonds ?

Ce qui est moins rare encore que la coloration partiellement rousse de la chevelure, c'est de rencontrer, concurremment avec des cheveux d'un beau noir, une barbe rousse et même rouge. Non seulement ce fait n'est pas exceptionnel, mais on peut affirmer qu'il se présente dans le tiers des cas à peu près.

L'implantation des cheveux se fait d'une manière uniforme dans toute l'étendue du cuir chevelu et partout ils sont également rapprochés les uns des autres; leur insertion autour du front est *angulaire* comme on l'entend en anthropologie. La tige est grosse en général, quelquefois moyenne, jamais fine. Cette grosseur de la tige donne de la dureté et de la rigidité au cheveu, rigidité qui n'est diminuée que par l'emploi journalier du monoï.

Il ne m'a pas été permis de mesurer, au microscope, la section transversale des cheveux, l'opération présentant une assez grande difficulté parce qu'elle exige une préparation méthodique. Cette section a été trouvée grosse et arrondie par différents observateurs chez la plupart des membres de la grande famille polynésienne. •

Les naturels des deux sexes prennent un soin minutieux de leurs cheveux, en ce sens qu'ils les peignent plusieurs fois par jour. Les hommes font une raie sur le côté gauche de la tête, imitant en cela les Européens; quelques-uns ont la singulière fantaisie de se servir du rasoir pour établir une bande de démarcation ayant un ou deux travers de doigt de largeur; quelquefois une raie semblable rejoint perpendiculairement la première, occupant la partie moyenne de l'un des pariétaux. Certains individus portent les cheveux longs d'un côté, ras de l'autre. Enfin de rares indigènes séparent leurs cheveux en les disposant sous forme de deux longues touffes arrêtées par un nœud tombant au devant des oreilles. La façon de les porter était jadis une prescription des *Tahuas* ou prêtres et quelquefois des chefs de famille: elle distinguait les tribus.

La chevelure des femmes est plus ou moins longue; elle atteint par exception la région lombaire, mais d'ordinaire elle ne dépasse pas l'angle inférieur de l'omoplate. Les Marquisiennes font une raie occupant la ligne médiane depuis le front jusqu'à la nuque. Elles tressent leurs cheveux sous forme de deux nattes qui pendent alors sur leurs épaules. Souvent elles se contentent de les laisser flotter en les contenant ou non par un ruban; ou bien encore elles les retroussent derrière la tête en chignon.

Malgré tous ces soins dont le but ne vise que la question de coquetterie, les têtes sont presque toujours remplies de vermine, celles des femmes surtout. Les lentes sont quelquefois en quantité si prodigieuse qu'elles forment une chaîne non interrompue dans toute la longueur du cheveu. Cependant les parasites ne sont pas en grand nombre à la fois, grâce à une chasse active qui procure aux matrones un aliment dont elles paraissent très friandes[1].

B. *Barbe*. — Elle est rare chez la plupart des Marquisiens. Sur les 50 cas de ma série d'hommes adultes :

> 7 fois elle est nulle ;
> 40 — rare ;
> 3 — assez abondante.

La moustache est courte et peu fournie, assez souvent réduite à quelques poils qu'il serait facile de compter. Le menton est peu garni, excepté chez un petit nombre de vieillards. Bien peu nombreux sont les naturels pourvus de favoris. Les métis de Marquisiennes et de blanc ont une barbe beaucoup plus abondante.

Lorsque la barbe est à peu près nulle, on constate à peine la présence d'un léger duvet à la lèvre supérieure. En traitant des mutilations ethniques, j'ai parlé de l'épilation et des régions où elle se pratique.

Forster, parlant des Marquisiens de 1773, a dit: « Ils disposent de différentes manières leur barbe, qui est communément longue. Les uns la partagent et l'attachent en deux touffes au-dessous du menton, d'autres la tressent, ceux-ci la laissent flotter, et ceux-là la coupent à une certaine hauteur. »

C. *Cils*. — Ils sont très noirs, longs et bien plantés, droits ou recourbés à la paupière supérieure.

D. *Sourcils*. — Ils sont également d'un beau noir, bien arqués, assez fournis, mais ne se rejoignant jamais sur la ligne médiane. Leur largeur est peu considérable. Les cils et les sourcils, pas plus que les poils des autres régions, ne présentent point la singulière coloration rousse que j'ai signalée à propos des cheveux et de la barbe.

E. *Autres régions*. — En dehors de celles que chacun sait,

---

[1] En réalité, si les poux sont mangés, c'est qu'ils ne doivent pas tomber sur le sol; leur chute à terre déterminerait des malheurs dans la famille, tels que la mort, la lèpre ou la cécité.

la peau des Marquisiens est ordinairement peu velue. La couleur très foncée des poils les fait paraître plus abondants qu'ils ne le sont en réalité. Sur 50 hommes :

2 avaient la peau glabre ;
10 — très peu velue ;
31 — un peu velue ;
7 — assez velue.

Les poils ne se rencontrent guère qu'aux jambes, aux cuisses et, par exception, à la face postérieure des avant bras. Il est rare d'en voir à la région sternale et au niveau des mamelons, plus rare encore aux épaules et à la région lombaire. Ce qui est plus commun, c'est de rencontrer des individus à peau complètement glabre ou très peu velue. Je tiens du principal chef de Nuka-Hiva qu'il existerait aux Marquises deux catégories bien distinctes de naturels, au point de vue de l'abondance et de la distribution du système pileux. Dans l'une, ce système serait développé dans les proportions que je viens d'indiquer ; dans l'autre, il manquerait totalement, excepté à la région pubienne. Les individus de cette dernière catégorie, sans être de beaucoup aussi nombreux que ceux de la première, ne seraient pourtant pas très rares. J'ai eu l'occasion de constater avec étonnement l'exactitude de cette assertion dans la personne d'un indigène de l'île Ua-Pu, homme d'un âge assez avancé. Cependant, malgré l'affirmation contraire du chef Nuka-Hivien, je ne suis pas bien convaincu que les naturels à peau complètement glabre n'aient pas eu recours à l'épilation. Il eût été fort intéressant d'éclaircir le fait, car la chose étant bien démontrée, on aurait pu conclure à la transmission par hérédité d'un phénomène primitivement anormal, mais devenu normal par une habitude d'épilation chez plusieurs séries d'ancêtres.

Sur 50 femmes :

18 avaient la peau glabre ;
22 — très peu velue,
10 — un peu velue.

Dans l'un et l'autre sexe, le développement du système pileux est ordinaire aux régions axillaire et sus-pubienne. Il est peut-être un peu moins abondant que chez les individus de race blanche. Quand ces régions sont privées de poils, c'est toujours

à l'épilation qu'est due cette particularité. Les hommes n'y
ont que peu souvent recours, mais les femmes la pratiquent
volontiers et nous savons comment.

YEUX

Ils sont droits dans la grande majorité des cas ; il n'est pourtant pas absolument rare de constater une légère obliquité dans
la direction du bord libre des paupières, sans qu'il soit nécessaire de faire intervenir ici l'élément chinois, car j'ai remarqué
le fait chez des individus assez âgés et de race pure. Dans un
avenir qu'il n'est pas possible de préciser, il est probable que
cette obliquité des yeux se manifestera davantage, la dépopulation s'accentuant de plus en plus, tandis que l'immigration des
Chinois aux Marquises semble acquérir une certaine importance.
Il existe déjà un certain nombre de jeunes métis dont les yeux
bridés et obliques dénotent suffisamment l'origine.

Les yeux des Marquisiens sont très ouverts et bien fendus.
D'une commissure palpébrale à l'autre, la distance moyenne
prise avec le talon du compas-glissière est de 34^{mm},6 chez les
hommes et de 32^{mm},6 chez les femmes.

La couleur de l'iris est toujours brune. D'une manière générale, ce diaphragme est d'autant plus foncé que les cheveux
sont plus noirs, ce qui est la règle dans toutes les races humaines. Jamais je n'ai rencontré une nuance se rapportant aux
séries *verte*, *bleue* ou *grise* du tableau chromatique de la Société
d'anthropologie. Sans exception, c'est à la série *brune* que répond
la couleur de l'iris. Sur 60 iris examinés d'une façon particulière :

2	répondent à la dénomination d'yeux très foncés ;	
29	—	foncés ;
14	—	intermédiaires ;
5	—	clairs.

Pas un iris ne répond à la dénomination d'yeux très clairs de
la série brune.

La sclérotique est d'un blanc jaune sale ; de plus, elle est
fréquemment injectée chez les hommes, moins souvent chez les
femmes. Ce fait doit peut-être trouver en partie son explication
dans l'usage immodéré de l'opium que les premiers fumaient et

mangeaient depuis trois ans, usage qui a été supprimé à la date du 1er janvier 1882, et surtout dans l'usage du kava.

Les Marquisiens ont une bouche moyenne si nous considérons leur stature élevée. En effet, la distance moyenne d'une commissure labiale à l'autre est de 55^{mm},8 chez les hommes et de 55^{mm},2 chez les femmes. La grandeur de la bouche est, paraît-il, un signe de beauté, pour les femmes notamment. On prétend que cet agrandissement est provoqué par la main de la mère remplie de popoï et enfoncée assez profondément dans la cavité du nourrisson.

A. Lèvres. — Elles sont plus ou moins grosses et retroussées suivant les individus. Voici le résultat de 60 observations :

	Hommes	Femmes
Lèvres grosses	8	8
— grosses moyennes . . .	11	11
— moyennes	8	8
— moyennes fines	3	2
— fines	0	1
	30	30

Ces résultats demandent quelques explications. On remarquera d'abord que la proportion est exactement la même dans les deux sexes, eu égard au volume des lèvres. Seule, une femme de Fatu-Hiva, de race pure, a présenté des lèvres vraiment fines. C'est le seul cas de cette nature qu'il m'a été donné de constater parmi les nombreux indigènes que j'ai eu l'occasion d'observer, en dehors des 60 sujets du tableau précédent.

Il s'agit maintenant de s'entendre sur les différentes qualifications employées ci-dessus pour exprimer le volume des lèvres. Si l'on admet comme type de lèvres grosses le volume qu'acquièrent ces organes chez certains nègres, je n'en relève que 16 cas sur les 60 observations qui forment les deux séries d'adultes. J'entends par grosses moyennes les lèvres tenant le milieu entre ces deux expressions, et par moyennes fines celles qui m'ont fait hésiter pour les classer dans l'une ou l'autre catégorie.

En somme, on rencontre par exception des Marquisiens à

lèvres fines. Dans un tiers des cas environ ces organes sont d'un volume moyen; deux fois sur trois les lèvres peuvent être hardiment qualifiées de grosses.

L'étude de leur *direction* m'a donné le résultat suivant, les proportions étant à peu de chose près les mêmes dans les deux sexes. Sur 60 individus examinés:

6 fois les lèvres étaient droites ;
4 fois la lèvre supérieure *seulement* était retroussée ;
50 fois les deux lèvres étaient renversées en dehors ;

mais :

7 fois la lèvre supérieure *notamment* ;
18 fois les 2 lèvres *fortement* ;
25 fois les 2 lèvres *légèrement*.

C'est surtout la lèvre supérieure qui est grosse et retroussée ; l'inférieure est toujours moins volumineuse et moins renversée en dehors.

B. Dents. — Elles sont bien rangées, ne laissant entre elles aucun intervalle et formant deux magnifiques arcades. Quand elles sont très serrées, elles empiètent les unes sur les autres et sont un peu déviées de la verticalité.

Le tableau ci-dessous donnera, mieux qu'aucune description, une idée du système dentaire des Marquisiens :

		Hommes	Femmes
Dents.	Grandes	6	10
	Moyennes.	22	17
	Petites [1]	2	3
Incisives.	Verticales.	25	24
	Un peu obliques	5	6
	Très obliques	»	»
Denture	Très bonne	25	28
	Bonne	5	2
	Médiocre	»	»
	Mauvaise.	»	»
	Très mauvaise.	»	»

Il est difficile de faire un plus bel éloge du système dentaire des Marquisiens. Ils n'ont rien à envier aux nègres sous ce rapport, car si les dents de ces derniers sont peut-être un peu plus blanches, celles des Marquisiens sont plutôt moyennes que grandes, et, le plus souvent, verticales. Je n'ai constaté qu'un seul

[1] Ces dénominations ne se rapportent qu'aux incisives supérieures.

cas de carie dentaire (une dent de sagesse chez une femme). Il est impossible d'admettre que je sois tombé sur une série heureuse, car en dehors des 60 sujets particulièrement observés, j'ai eu l'occasion d'examiner les dents d'un grand nombre d'indigènes non portés sur mes notes. Je ne parle, bien entendu, que des indigènes de race pure, car les métis de blancs et de Marquisiennes, ont assez souvent les dents cariées, ainsi que j'ai eu l'occasion de le signaler déjà.

Ce qui est plus commun que la carie, c'est l'absence d'une ou deux incisives, chez les hommes surtout. Mais cette absence est toujours due à une cause accidentelle, les Marquisiens ayant la mauvaise habitude de se servir de leurs incisives pour opérer d'énergiques tractions sur différents objets : d'où fracture, assez rare du reste, de ces dents.

Bien que je me sois surtout occupé des adultes, il m'est arrivé d'explorer la bouche d'un certain nombre de jeunes gens des deux sexes et de constater que les dents de sagesse apparaissent plus tôt chez les Marquisiens que chez les individus de race blanche ; mais il ne m'est pas possible de fixer l'âge moyen du début de leur éruption.

NEZ

Cet organe présente des variations morphologiques considérables. Il en est des Marquisiens comme des individus de race blanche : il serait impossible de rencontrer chez eux deux nez de forme identique. Vu de profil, le nez de ces naturels paraît droit dans le plus grand nombre des cas ; mais il est assez souvent retroussé, surtout chez les femmes ; il est quelquefois abaissé[1]. Enfin, particulièrement chez les indigènes du groupe Sud-Est, il n'est pas rare d'observer des nez aquilins et busqués, de préférence parmi les hommes. Le tableau suivant, comprenant 100 observations, donnera une idée de la forme du profil du nez :

---

[1] Ce qui est dû aux manœuvres de la mère, dans le jeune âge de l'enfant. Une femme cherche quelquefois à donner au nez de son nourrisson une ressemblance avec celui d'un parent affectionné en malaxant cet organe jusqu'à ce qu'il ait acquis la forme désirée.

	Hommes.	Femmes.
Nez droit	25	28
— retroussé . . .	5	11
— busqué	10	6
— aquilin	6	3
— abaissé	4	2
	50	50

L'échancrure de la racine est peu profonde et la forme générale du nez n'est pas très aplatie dans les variétés *droit, retroussé*
et *abaissé*, nullement écrasée dans les variétés *aquilin* et *busqué*. En traitant des mutilations ethniques, j'ai signalé le procédé qu'emploient les Marquisiennes pour corriger l'écrasement
ou l'aplatissement de cet organe.

Les ailes sont plus ou moins divergentes. C'est à juste raison
qu'on a dit que le nez des Polynésiens s'élargissait *surtout* aux
narines. La forme de ces dernières est elliptique et quelquefois
arrondie. Leur plan regarde sensiblement en bas. La direction
de leur grand axe n'est presque jamais antéro-postérieure ; elle
est parfois transversale. Dans la grande majorité des cas elle est
oblique, mais d'une obliquité telle qu'elle se rapproche beaucoup plus de la direction transversale que de l'antéro-postérieure.

Ce qu'il est bien plus important de déterminer, c'est la longueur, la largeur et la saillie du nez, ces mesures permettant
de calculer les indices nasaux transversal et antéro-postérieur.

Prise de la racine à la base, avec le compas-glissière, la longueur ou hauteur du nez a varié, chez 28 hommes, de 47 à 62
millimètres, et chez 28 femmes de 41 à 55 millimètres.

La largeur de cet organe, prise des points les plus écartés
des ailes du nez, a oscillé entre 39 et 49 millimètres chez les
premiers, et entre 32 et 45 millimètres chez les secondes.

Mesurée de la pointe au point sous-nasal avec une petite règle
graduée et en ayant soin de déprimer la lèvre supérieure, la
saillie du nez a varié de 16 à 22 millimètres chez les hommes,
et de 15 à 20 millimètres chez les femmes.

L'indice nasal transversal et moyen du vivant ou le rapport
centésimal de la largeur à la longueur du nez est de 80,67 chez
les hommes et de 80,96 chez les femmes.

L'indice nasal antéro-postérieur ou le rapport centésimal
de la longueur antéro-postérieure de la sous-cloison ou saillie

du nez à sa largeur maximum est, en moyenne, de 43,77 chez les premiers et de 45,21 chez les secondes[1]. Je reviendrai sur ces caractères importants à propos de la craniométrie.

On voit, en somme, que la largeur du nez des Marquisiens est assez considérable relativement à la longueur, si surtout on compare cet organe à celui des Européens dont l'indice transversal moyen est de 68,14 d'après M. Topinard. Mais si l'on se rappelle que chez certains nègres africains ce même indice va, d'après cet auteur, à 110, 112 et même 115, on voit aussi que les naturels des Marquises ne sont pas des plus mal partagés, en admettant toutefois que la beauté de l'organe en question consiste dans la prédominance de sa longueur.

OREILLES

Elles sont de dimensions ordinaires dans l'un et l'autre sexe, ainsi que l'expriment les moyennes suivantes :

	Hommes.	Femmes.
Longueur.	64^{mm},7	60^{mm},5
Largeur	35 ,4	33 ,0

L'indice auriculaire est donc de 54,7 chez les hommes et de 54,5 chez les femmes.

Bien ourlées en haut et en arrière, ovales et légèrement aplaties, les oreilles ne sont ni trop écartées de la tête, ni trop appliquées contre elle ; le lobule est généralement petit et manque quelquefois. Aujourd'hui, ainsi que j'ai eu l'occasion de le dire, les pendants d'oreilles consistent en des sortes de croissants en or très légers fabriqués à Tahiti ; mais autrefois les Marquisiens se servaient d'énormes objets en dents de cachalot, ce qui produisait non seulement un allongement considérable du lobule, mais encore un vaste élargissement de l'orifice de percement. Cet orifice est accidentellement agrandi par l'introduction de véritables bouquets de fleurs ou de feuilles dont se servent quelques indigènes, en guise d'ornements.

---

[1] La moyenne de la saillie est de 19 millimètres chez les hommes et de 17^{mm},5 chez les femmes.

ANTHROPOMÉTRIE. — A. RÉGION DU CRANE

1° *Diamètres.* — Je m'occuperai tout d'abord des diamètres antéro-postérieur maximum et transverse maximum qui nous serviront à calculer l'indice céphalique. Ces mesures, auxquelles je joindrai le diamètre antéro-postérieur iniaque, ont été prises avec le compas d'épaisseur en suivant les recommandations pres crites par Broca dans ses instructions anthropologiques.

Sur 56 sujets, 28 hommes et 28 femmes, l'indice céphalique du vivant est. en moyenne, de 79,59 chez les hommes et de 78,82 chez les femmes ; de sorte que, sans tenir compte de la correction indiquée par Broca en raison de l'épaisseur des chairs (muscles temporaux), les Marquisiens devraient être classées, d'après l'indice céphalométrique, parmi les *mésaticéphales.* Nous verrons plus tard quel est l'indice craniométrique correspondant.

En réalité les 56 sujets des deux séries fournissent :

4 dolichocéphales vrais (parmi les femmes exclusivement), 15 sous-dolichocéphales, 13 mésaticéphales, 15 sous-brachycéphales, enfin 9 brachycéphales vrais.

L'indice frontal moyen du vivant est chez les hommes de 67,57 et chez les femmes de 70,26[1].

B. MENSURATION DE LA FACE.

Me conformant aux instructions de la Société d'anthropologie, toutes les mesures de la face ont été prises en ligne droite au moyen du compas-glissière, à l'exception de la distance bizygomatique maxima et de la longueur totale du visage, qui ont été mesurées avec le compas d'épaisseur.

1. — *Mesures relatives aux indices.* — Elles comprennent : 1° la distance du point mentonnier à la naissance des cheveux ; 2° la largeur totale de la face ; 3° la distance ophryo-alvéolaire

[1] Les autres mesures de la région crânienne seront indiquées quand je traiterai du crâne à l'état sec.

ou longueur faciale supérieure ; 4° enfin la longueur et la largeur du nez dont les mesures nous sont déjà connues.

	28 hommes.	28 femmes.
Longueur totale du visage	0ᵐ,197	0ᵐ,186
Distance bizygomatique	0 ,147	0 ,135
Distance ophryo-alvéolaire	0 ,097	0 ,089

Par conséquent, l'*indice du visage* ou le rapport centésimal de la distance bizygomatique maxima à la longueur totale du visage est, en moyenne, de 74,62 chez les hommes et de 72,50 chez les femmes.

L'*indice facial* céphalométrique ou le rapport centésimal de la distance ophryo-alvéolaire à la largeur bizygomatique est, en moyenne, de 66,27 chez les premiers et de 66 chez les secondes. Nous verrons plus loin à quel indice craniométrique il correspond.

2° — *Longueurs.* — Elles comprennent : 1° la ligne faciale ou ophryo-spinale, étendue du point sus-nasal ou ophryon au point sous-nasal ou spinal ; 2° la longueur frontale ou hauteur du front, c'est-à-dire la distance en ligne droite de la naissance des cheveux à l'ophryon ; 3° la distance ophryo-nasale étendue du point sus-nasal à la racine du nez ; 4° la distance alvéolo-spinale, du point sous-nasal au point alvéolaire ; 5° la longueur symphysienne ou hauteur du menton, qui mesure la distance de l'implantation des incisives inférieures médianes au point mentonnier ; 6° enfin la longueur spino-mentonnière, qui va du point sous-nasal au point mentonnier.

	28 hommes.	28 femmes.
Ligne faciale	0ᵐ,0744	0ᵐ,0684
Hauteur du front	0 ,0600	0 ,0580
Distance ophryo-nasale	0 ,0221	0 ,0206
— alvéolo-spinale	0 ,0197	0 ,0191
Hauteur du menton.	0 ,0364	0 ,0358
Longueur spino-mentonnière.	0 ,0660	0 ,0621

3° — *Largeurs.* — Elles comprennent : 1° la largeur biorbitaire, c'est-à-dire la distance comprise entre le bord externe de l'orbite droite et celui de l'orbite gauche ; 2° la largeur bicaronculaire ou distance minima des yeux, qui mesure la distance des deux commissures internes des paupières ; 3° la largeur palpébrale ou longueur de l'œil, qui va de la commissure

interne des paupières d'un œil à leur commissure externe ; 4° la
largeur bimalaire ou la distance des deux pommettes; 5° la
largeur buccale ou distance des deux commissures de la bouche au repos ; 6° la largeur bigoniaque ou distance d'un angle
de la mâchoire à l'autre.

	28 hommes.	28 femmes.
Largeur biorbitaire	0m,110	0m,106
— bicaronculaire. . .	0 ,040	0 ,037
— palpébrale	0 ,035	0 ,033
— bimalaire.	0 ,123	0 ,115
— buccale	0 ,056	0 ,052
— bigoniaque. . . .	0 ,107	0 ,100

4° — *Mesures divergentes.* — Ces mesures sont : 1° la distance gonio-nasale qui va en ligne droite, de l'angle de la
mâchoire ou gonion à la racine du nez; 2° la distance gonio-
mentonnière qui sépare le gonion du point mentonnier. Par
suite d'une erreur d'interprétation, je n'ai pas pris la première
de ces deux mesures, mais celle qui sépare l'angle de la mâchoire de la base du nez; de sorte qu'à la distance gonio-nasale
je substituerai la mesure gonio-sous-nasale.

	28 hommes.	28 femmes
Distance gonio-sous-nasale.	0m,111	0m,102
— gonio-mentonnière. . . .	0 ,103	0 ,095

5° — *Angles faciaux.* — Ils ont été pris avec le goniomètre
médian oblique de Broca. Celui de Camper mesure l'inclinaison
de la ligne menée de l'ophryon au point sous-nasal, sur le plan
auriculo-spinal de Camper; l'angle alvéolaire mesure l'inclinaison de la ligne allant de l'ophryon au point alvéolaire supérieur sur le plan auriculo-alvéolaire.

	28 hommes.	28 femmes.
Angle de Camper.	72°,8	73°,8
— alvéolaire	65°,5	66°,0

Les variations individuelles oscillent, pour l'angle de Camper :

| Chez les hommes, entre 65°,0 et 80°,5 . . . . | écart = 15°,0 |
| — femmes, — 67°,0 et 83°,0 . . . | écart = 16°,0 |

Pour l'angle alvéolaire :

Chez les hommes, entre 60° et 72°. . . . . . . écart = 12°
— femmes, — 59° et 73°. . . . . . . écart = 14°

Dans le sexe masculin, il n'y a que trois angles de Camper au-dessous de 70° et 4 au-dessus de 75°. Cet angle facial est donc compris, 21 fois, sur 28, entre 70 et 75 degrés.

Dans le sexe féminin, il n'y a que trois angles de Camper au-dessous de 70° et 8 au-dessus de 75. Par conséquent, 17 fois sur 28, cet angle oscille entre 70 et 75 degrés.

En ne considérant que les cas individuels, on voit que les femmes ont l'angle de Camper un peu plus souvent grand que les hommes et, qu'en moyenne, il est plus élevé d'un degré chez les premières que chez les seconds.

Du côté des hommes, l'angle alvéolaire présente à considérer :

11 cas compris entre. . . . . . 60 et 65 degrés.
16 — . . . . . 65 et 70 —
1 mesurant . . . . 72 —

Du côté des femmes :

1 cas mesure 59 degrés.
12 — sont compris entre . . . 60 et 65 degrés.
11 — — . . . 65 et 70 —
4 — sont au-dessus de 70 degrés, l'angle alvéolaire maximum étant de 73 degrés.

Entre l'angle de Camper et l'alvéolaire, la différence moyenne est :

Chez les hommes, de. . . . . 7°,3
— femmes, de. . . . . 7°,8

De sorte que le prognathisme du maxillaire supérieur est sensiblement égal dans les deux sexes, un tant soit peu plus grand cependant chez les femmes en supposant que, toutes proportions gardées, la hauteur de ce maxillaire ou plutôt la perpendiculaire élevée du point alvéolaire à la ligne horizontale qui passerait par le point sous-nasal fût de même longueur dans l'un et l'autre sexe.

L'écart extrême entre l'angle de Camper et l'angle alvéolaire a été :

Chez les hommes, de . . . . 12°,5
— femmes, de. . . . . 12°,0

En effet, à un angle facial de Camper de 80°,5 correspond

un angle alvéolaire de 68° chez un homme : c'est le seul cas
où l'écart est aussi grand. Chez une femme (seul cas également)
à un angle de Camper de 72° correspond un angle alvéolaire
de 60°. Dans ces deux circonstances, le prognathisme maxillaire était on ne peut plus évident à l'œil seul.

L'écart minimum entre ces deux angles a été :

Chez les hommes, de 5 degrés.
— femmes, de 4 —

En effet, à un angle de Camper de 72°, correspond un angle
alvéolaire de 69°, dans la série des hommes. Dans la série
féminine, l'angle de Camper étant de 71°, l'alvéolaire est
de 67° degrés.

Donc, pour les cas individuels comme pour la moyenne, le
prognathisme maxillaire est un peu plus accentué chez la
femme que chez l'homme ; nous avons vu que l'inverse avait
lieu pour le prognathisme sous-nasal.

6° — *Indice général de la tête.* — Cet indice est le rapport
de la projection verticale de la tête, exprimée par la différence
entre la hauteur du vertex et la hauteur du menton, à la largeur maxima de la face ou largeur bizygomatique. Nous connaissons déjà cette largeur bizygomatique, il ne reste plus
qu'à indiquer, dans l'un et l'autre sexe, la projection verticale de la tête, qui est :

Chez les hommes, de . . . . . 0^m,231
— femmes, de . . . . . 0^m,227

Or, le diamètre bizygomatique moyen étant :

Chez les hommes, de . . . . . 0^m,147
— femmes, de . . . . . 0^m,135

L'indice général de la tête est, en moyenne :

151,21 chez les hommes.
160,74 — femmes.

Les variations individuelles de cet indice sont comprises
entre :

135.6 et 168,9 (hommes).
134,4 et 181,1 (femmes).

Les termes extrêmes de ces variations sont exceptionnels tant chez les hommes que chez les femmes. En effet, à l'indice de 135,6 correspondent les deux longueurs suivantes :

Projection verticale de la tête. . . . . . . 0^m,217
Largeur bizygomatique. . . . . 0^m,160

Aussi cet homme avait-il une face très large.

De même, aux indices 134,4 et 181,1 (femme) correspondent les longueurs ci-dessous :

1er cas, projection verticale de la tête. . . 0^m,207
— largeur bizygomatique. . . . . . . 0^m,154

D'où face très large aussi.

2e cas, projection de la tête. . . . . . . , . 0^m,230
— largeur bizygomatique. . . . . . 0^m,127

D'où face très allongée.

Ces faits, dis-je, sont tout à fait exceptionnels, et l'indice général moyen de la tête représente très bien l'impression que l'on éprouve lorsqu'on regarde de face un Marquisien ou une Marquisienne, c'est-à-dire que, d'une manière générale, les indigènes ont la tête longue et que les femmes l'ont ordinaire-- ment plus longue que les hommes.

C. MESURES DU TRONC ET DES MEMBRES.

Ces mesures ont été prises au moyen de la double équerre ; seules, les hauteurs au-dessus du sol : 1° de la saillie du mollet ; 2° du sommet de la malléole interne, ont été obtenues avec le ruban métrique verticalement dirigé.

De ces diverses mensurations résultent les distances moyennes suivantes :

	Hommes.	Femmes.
Entre le vertex et le conduit auditif.	0^m,146	0^m,139
— le conduit auditif et le bord du menton. . .	0 ,094	0 ,090
— le bord du menton et la fourchette sternale.	0 ,085	0 ,072
— la fourchette sternale et le mamelon. . . .	0 ,149	0 ,155
— le mamelon et l'ombilic.	0 ,231	0 ,198
— l'ombilic et le bord supérieur du pubis. .	0 ,153	0 ,162
— le bord du pubis et le raphé périnéal . . .	0 ,084	0 ,079
— l'épine iliaque A. S. et le raphé.	0 ,174	0 ,179

	Hommes.	Femmes.
Entre l'épine iliaque et la ligne articulaire du genou.	0 ,487	0 ,465
— la ligne articulaire du genou et la saillie du mollet.	0 ,126	0 ,108
— la saillie du mollet et le sommet de la malléole.	0 ,298	0 ,270
— la ligne articulaire du genou et ce sommet. . .	0 ,424	0 ,378
— l'acromion et l'épicondyle.	0 ,333	0 ,300
— l'épicondyle et l'apophyse styloïde du radius.	0 ,259	0 ,238
— l'apophyse du radius et le bout du médius. .	0 ,189	0 ,172

On remarquera qu'entre la fourchette sternale et le mamelon la distance est plus grande, d'une manière absolue, chez les femmes que chez les hommes, ce qui tient au volume de la mamelle chez les premières et à l'abaissement du mamelon qui en est la conséquence. Inversement, et l'on peut dire naturellement, la distance entre le mamelon et l'ombilic, est plus grande chez les hommes que chez les femmes, ce qui tient au même motif.

Pour obtenir la *hauteur du tronc*, il suffit de mesurer la distance qui sépare la fourchette sternale du bord supérieur du pubis ou du périnée. Suivant que l'on emploie l'un ou l'autre procédé, on obtient les résultats suivants :

	Hommes.	Femmes.
1° Entre la fourchette sternale et le pubis.	0^m,533	0^m,515
2° — — périnée. . . .	0^m,617	0^m,594

Proportions des membres. — J'examinerai, sans correction, les trois rapports suivants : 1° celui du membre supérieur au membre inférieur ; 2° celui de l'avant-bras au bras ; 3° celui de la jambe à la cuisse.

	Avant-bras et bras à jambe et cuisse.	Avant-bras à bras.	Jambe à cuisse.
Série masculine. . . .	64,98	77,77	87,06
— féminine	63,82	79,33	81,29

Les proportions que j'indique ici ne sont pas les proportions réelles. Il est certain, par exemple, que la longueur de la cuisse ne saurait être exprimée par la distance qui sépare l'épine iliaque antéro-supérieure de la ligne articulaire du genou ; mais il sera facile de faire les corrections nécessaires. Si l'on veut avoir la longueur réelle de la cuisse, on retranchera 0^m,0624 de la distance qui existe entre l'épine iliaque et la ligne articulaire du genou[1]. En faisant cette correction, on obtient les proportions suivantes qui indiquent le rapport de la jambe à la cuisse :

Hommes . . . . . 99,85 au lieu de . . . 87,06
Femmes . . . . . 93,05 — . . . 81,29

2° MEMBRE SUPÉRIEUR.

Les indications qui se rapportent à ce titre, dans la feuille d'observations de la Société d'anthropologie, sont : 1° la grande envergure ; 2° le grand empan ; 3° le petit empan ; 4° la longueur du pouce mesurée sur la face dorsale ; 5° la longueur du médius, sur la face dorsale également.

La grande envergure a été prise en adossant le sujet au mur et lui faisant écarter horizontalement les deux bras et les deux mains. La limite extrême des deux doigts médius étant marquée, la distance a été obtenue au moyen du ruban métrique. Les autres mesures ont été prises en suivant les recommandations de la Société d'anthropologie.

	28 hommes.	28 femmes.
Grande envergure.	1m,798	1m,633
Grand empan	0 ,225	0 ,208
Petit empan.	0 ,222	0 ,202
Longueur du pouce.	0 ,074	0 ,068
Longueur du médius. . . .	0 ,117	0 ,108

Sur 28 hommes, à l'exception de deux exemples, la grande envergure l'emporte sur la taille ; tandis que, dans la série féminine, 10 fois sur 28, elle est inférieure à celle-ci. En moyenne, la grande envergure l'emporte sur la taille de :

0m,051 chez les hommes.
0m,015 — femmes.

Ce qui prouve le faible allongement des membres supérieurs chez les Marquisiens.

---

[1] En effet, d'après les recherches des anthropologistes, on doit retrancher 60 millimètres pour une taille de 1m,650. Les 28 Marquisiens de ma série ayant une stature moyenne de 1m,747, une règle de trois permet d'obtenir la valeur à retrancher. Autrement dit $\frac{0.060 \times 1^m,747}{1^m,650} = 0^m,0624$.

Dans la série masculine, 7 fois le petit empan est plus long que le grand empan, 4 fois il lui est égal ; dans les autres cas il est inférieur.

Dans la série féminine, 1 fois seulement le petit empan est moins court que le grand et 3 fois il lui est égal.

3° TRONC.

Les mesures prises à ce niveau sont : 1° la distance des deux acromions ; 2° la longueur de la clavicule ; 3° la circonférence du thorax sous les aisselles : 4° la circonférence à la ceinture ; 5° la distance des deux épines iliaques ; 6° la distance maxima des deux crêtes iliaques. Les quatre premières mesures ont été obtenues avec le ruban métrique ; les deux dernières au moyen du compas d'épaisseur.

	28 hommes.	28 femmes.
Distance biacromiale.	0m,422	0m,375
Longueur de la clavicule	0 ,197	0 ,176
Circonférence thoracique sous–axillaire.	0 ,937	0 ,848
— abdominale à la ceinture.	0 ,813	0 ,752
Distance des deux épines iliaques....	0 ,242	0 ,230
— maxima des deux crêtes....	0 ,266	0 ,255

A propos des caractères physiologiques, j'ai eu l'occasion de parler de la circonférence thoracique et de la circonférence abdominale. Nous savons que, comparée à la demi-taille, la première de ces deux mesures nous donne une preuve de l'incontestable validité des Marquisiens. Nous savons aussi que le bassin des Marquisiennes est moins large, au niveau des épines, et des crêtes iliaques que celui des femmes de race blanche. Il y a en effet chez ces dernières :

24 centimètres entre les 2 épines iliaques A. S.
27   —   2 crêtes iliaques.

Tandis que, chez les premières, nous ne trouvons que 24 centimètres d'une part et 25 centimètres et 1/2 d'autre part.

Quant au diamètre biacromial, il est assez considérable, puisque, rapporté à la taille = 100, il est de :

24,25 chez les hommes.
23,09   —   femmes.

	28 hommes.	28 femmes.
Circonférence maxima de la jambe.	0ᵐ,382	0ᵐ,334
— minima —	0 ,230	0 ,203
Longueur totale du pied.	0 ,268	0 ,243
— prémalléolaire	0 ,185	0 ,171
— du gros orteil	0 ,075	0 ,069

4° MEMBRE INFÉRIEUR.

Ici, nous avons à considérer : 1° la circonférence maxima de la jambe (au niveau du mollet) ; 2° la circonférence minima ou sus-malléolaire ; 3° la longueur totale du pied ; 4° la longueur prémalléolaire ; 5° enfin la longueur du gros orteil prise le long de la face dorsale.

Proportions du pied et de la main. — Les moyennes rapportées à la taille = 100, nous donnent :

	Main.	Pied.
Hommes.	10,8	15,3
Femmes.	10,6	15,0

Pour terminer ces études anthropométriques, il ne reste plus qu'à indiquer la hauteur du vertex au-dessus du sol, le sujet étant assis :

	28 hommes.	28 femmes.
Hauteur du vertex, le sujet assis.	0ᵐ,898	0,847

Après avoir exposé les caractères craniométriques, je tirerai les conclusions qui découlent de ces diverses mensurations.

DE LA TÊTE OSSEUSE

A la rigueur, j'aurais pu ne pas aborder cette étude, et cela pour deux raisons principales : d'une part, ayant fait aux îles Marquises une collection de crânes, actuellement au Muséum d'histoire naturelle de Paris, d'autres plus compétents que moi en matière d'anthropologie se chargeront d'en tirer parti ; d'un autre côté, privé des instruments de laboratoire, il me faudra forcément négliger certaines données importantes. Ce qui me détermine à exposer les considérations qui vont suivre, c'est qn'en dehors des crânes que je me suis procurés, j'ai eu l'occasion d'examiner et de mesurer plusieurs têtes osseuses marquisiennes appartenant à des personnes qui, bien qu'étrangères à la médecine, n'ont pas voulu s'en dessaisir en ma faveur, mais elles les ont pourtant mises à ma disposition. De sorte que les deux séries, masculine et féminine, servant à cette étude, se sont enrichies d'autant, et sont représentées par vingt têtes osseuses pour chacune d'elles. Ces têtes proviennent, en grande partie, de deux îles : de Nouka-Hiva et de Fatu-Hiva, la première appartenant au groupe nord-ouest, la seconde au groupe sud-est des îles Marquises ; elles ont été recueillies dans les cimetières indigènes.

Les différences sexuelles de cette fraction du squelette sont très nettes et se remarquent pour ainsi dire au premier coup d'œil. La tête de la femme est beaucoup moins lourde ; privée du maxillaire inférieur, elle pèse 632 grammes, celle de l'homme ayant un poids de 772 grammes. Les variations individuelles sont, d'ailleurs, très prononcées dans le sexe masculin, et cela presque dans le rapport du simple au double : minimum = 660 grammes, maximum = 1^{kil},007. Il faut tenir compte, il est vrai, du temps écoulé depuis la mort du sujet et de l'usure générale des os produite par un séjour longtemps prolongé à l'air extérieur ou dans le sol. Quoi qu'il en soit, ces différences individuelles ne sont pas aussi accentuées dans le sexe féminin, puisque le poids minimum étant ici de 573 grammes, le maximum est de 675.

D'une manière générale, la tête osseuse des hommes offre les caractères d'individus forts ; le crâne est épais, à contours rudes, les bosses sourcilières, les crêtes temporales et occipitales sont saillantes, les arcades zygomatiques épaisses et rugueuses, les apophyses mastoïdes développées, tous caractères manifestement atténués chez les femmes et sur lesquels j'insisterai dans un instant.

Du crâne. — La capacité crânienne, ainsi que je l'ai déjà signalé à propos des observations physiologiques, est de 1587 centimètres cubes chez les hommes et de 1390 centimètres cubes chez les femmes. Le docteur Bourgarel n'a trouvé que 1448 centimètres cubes en moyenne ; il est vrai que les vingt-cinq jaugeages effectués par notre collègue ont probablement trait à des crânes d'hommes et de femmes réunis de manière à constituer une série mixte ; dans ce cas, la différence que je signale ici serait moins accentuée et se réduirait au rapport de 1488 à 1448. De plus, les vingt-cinq crânes de Polynésiens qu'il avait à sa disposition provenaient de Tahitien, de Nouka-Hiviens et de naturels des îles Tuamotu. Mais cette dernière considération ne serait pas suffisante à elle seule pour expliquer notre désaccord, car outre que les Polynésiens orientaux appartiennent à une race unique et que les dissemblances qu'ils présentent ne portent pas, comme le dit Bourgarel lui-même, sur la conformation du crâne, j'ajouterai qu'il résulte des jaugeages de plus de 100 crânes polynésiens mâles effectués par le docteur Manouvrier que leur capacité moyenne est précisément de 1587 centimètres cubes. Cette remarque est, selon moi, très importante, et je n'ai pas été peu surpris de constater que la capacité crânienne des vingt-cinq Marquisiens entrant dans la forte série de M. Manouvrier représente *exactement* celle de la série tout entière.

La forme générale du crâne marquisien est celle d'un ovoïde moins régulier que dans la race caucasique, à grosse extrémité postérieure ; la voûte est *en carène*, présentant un relief accentué de la ligne médiane. Entre la suture sagittale et les bosses pariétales, ordinairement bien développées, existe une dépression qui ne fait que rarement défaut et qui va diminuant de plus en plus, ou plutôt s'élargissant en diminuant de profondeur à mesure qu'on la considère sur un plan plus antérieur ; cette dépression est oblique d'arrière en avant et de haut en bas, se continuant presque jusqu'à la suture temporale.

Le relief médian apparaît plus ou moins tôt, débutant quelquefois au niveau de la glabelle, ne commençant le plus souvent qu'entre les bosses frontales ou un peu plus en arrière et se continuant jusqu'à l'obélion, où il se bifurque de manière à former une gouttière assez profonde, gouttière dont les deux bords s'évanouissent à mesure qu'ils se rapprochent de l'occipital. Il n'est pas très rare de voir cette gouttière commencer en avant de l'obélion et débuter à une distance parfois assez rapprochée du bregma.

La courbure de la voûte, après le ressaut de la glabelle, est ordinairement fuyante dans presque toute la région frontale, et décrit ensuite une courbe à peu près régulière jusqu'à une distance plus ou moins voisine du lambda. La courbure postérieure est presque toujours aplatie en arrière de ce point ; et cela dans une longueur variable, pour s'accentuer, de nouveau à la région sus-iniaque.

La suture coronale est très simple et représentée par une ligne droite ou à peine ondulée; elle paraît s'oblitérer de bonne heure, dans l'un et l'autre sexe. La suture sagittale est, elle aussi, d'une simplicité remarquable, moins cependant que la précédente; la lambdoïde est, au contraire, généralement compliquée, présentant de nombreuses denticulations et des îlots d'os wormiens à peu près constants aux astérions, où ils acquièrent parfois un développement notable. J'en ai mesuré un de 23 millimètres de longueur sur 9 millimètres de largeur. Sur deux crânes masculins, j'ai rencontré une suture anormale ou supplémentaire partant de l'astérion droit et se dirigeant transversalement sur l'occipital pour s'arrêter brusquement au niveau de la ligne médiane, à 25 millimètres au-dessus de l'inion.

La protubérance occipitale externe est fort remarquable. Chez les hommes, comme chez les femmes, elle est très développée dans la grande majorité des cas, mais elle diffère au point de vue de la forme. Tandis qu'elle constitue chez celles-ci un bourrelet saillant, mais assez lisse, ayant 4 ou 5 centimètres de longueur, chez les hommes elle se présente sous l'aspect d'une longue crête horizontale, très saillante, rugueuse, se terminant parfois par un bord tranchant, formant, par exception, deux tubercules ayant chacun la grosseur d'un pois et distants l'un de l'autre de 20 millimètres. Le ressaut de l'inion est quelquefois vraiment colossal au point d'acquérir 2 centimètres de saillie; il est, chez certains individus, relié au trou occipital par une crête assez aiguë.

La disposition du ptérion est essentiellement variable, tantôt en H, et alors les grandes ailes du sphénoïde s'articulent directement avec le pariétal : c'est le cas le plus fréquent; tantôt en X, et alors le temporal vient toucher le frontal, enfin en K. Il n'est pas rare de voir la disposition du ptérion être en H d'un côté et en X ou en K de l'autre.

Le plan du trou occipital prolongé atteint, le plus souvent, un point intermédiaire à l'épine nasale et à l'insertion du cornet inférieur aux fosses nasales; de sorte que l'angle de Daubenton serait, d'après le procédé tout à fait approximatif de l'aiguille à tricoter servant à déterminer ce plan, d'environ 5 degrés.

Les parois latérales du crâne sont aplaties ; la couche de la ligne temporale est généralement très accentuée sur les crânes masculins, moins accusée chez les femmes. La hauteur est assez considérable, au point de n'être séparée de la suture sagittale que par un intervalle oscillant entre 47 et 60 millimètres et de passer quelquefois au-dessus des bosses pariétales ; de sorte que la fosse temporale est très étendue et profonde en raison de la saillie en dehors des arcades zygomatiques. Non seulement la prolongation, en arrière de la crête temporale, aboutit au moins à la région mastoïdienne, mais encore elle se termine souvent aux astérions et quelquefois au bord de l'occipital, à mi-distance de l'angle supérieur de cet os et de la base de l'apophyse mastoïde.

La saillie de la glabelle est ordinairement moyenne ; les arcades sourcilières sont quelquefois très saillantes chez les hommes, beaucoup moins marquées chez les femmes. Les bosses frontales sont à peine indiquées sur la plupart des crânes masculins, plus apparentes sur les crânes féminins.

Le diamètre maximum ou stéphanique du frontal n'est que de $108^{mm},8$ chez les premiers et de $107^{mm},2$ chez les seconds c'est-à-dire très inférieur au diamètre correspondant des individus de la race caucasique ; il est même plus faible que celui des Néo-Calédoniens, ainsi que l'avait déjà constaté Bourgarel en 1860, sans déterminer cette mesure. Le diamètre minimum, pris au lieu d'élection, est de $93^{mm},5$ chez les hommes et de $91^{mm},3$ chez les femmes ; de sorte que le rétrécissement de l'os frontal est manifeste chez les Marquisiens des deux sexes. Les apophyses orbitaires externes sont développées, et leur diamètre transverse, sans égaler celui de l'Européen qui atteint 108 millimètres en moyenne, s'en approche assez sensiblement, puisqu'il est de $105^{mm},4$ chez les hommes. Dans le sexe féminin, ce diamètre n'atteint que $99^{mm},3$, ce qui est en rapport avec le moindre développement des apophyses.

La distance bitemporale maxima correspond généralement en haut et en arrière de la portion écailleuse et mesure 140 millimètres chez les hommes et $133^{mm},2$ chez les femmes.

Le docteur Bourgarel évalue ce diamètre à 135 millimètres ; mais il est évident que les vingt-cinq crânes polynésiens qui lui ont servi à déterminer cette mesure contenaient des crânes

masculins et féminins réunis en une série commune, ce qu'il
est important de bien faire ressortir en raison des différences
quelquefois considérables existant entre les deux sexes.

Le diamètre transversal maximum qui correspond presque
toujours aux bosses pariétales est de $145^{mm},5$ chez les hommes
et de $140^{mm},6$ chez les femmes. Le développement prononcé
des bosses pariétales contraste de la façon la plus remarquable
avec l'étroitesse de la région frontale ; il paraît quelquefois
accentué du fait seul de l'aplatissement ou de la direction plus
ou moins verticale et même inclinée en bas et en dedans des
parois latérales du crâne ; cependant on rencontre des têtes
marquisiennes dont les bosses pariétales n'ont qu'un faible
développement ; elles possèdent alors un diamètre antéro-postérieur assez considérable et présentent, à la *norma verticalis*
de Blumenbach, un aspect dolichocéphalique évident.

Voici maintenant quelles sont les autres mesures transversales de la région crânienne :

	Hommes.	Femmes.
Diamètre occipital maximum.	$111^{mm},0$	$104^{mm},4$
— bimastoïdien maximum.	126 ,6	121 ,4
— bizygomatique —	140 ,6	129 ,7

En somme, à part le diamètre transverse maximum qui est
plus grand chez les Marquisiens que chez les individus de race
caucasique, les autres diamètres sont inférieurs, d'où le moindre développement des lobes antérieurs et postérieurs du cerveau chez nos indigènes. Si nous envisageons maintenant les
mesures longitudinales, nous trouvons que la distance antéro-
postérieure maxima est de 188 millimètres sur les crânes
masculins et de 181 millimètres sur les crânes féminins. L'indice céphalique est, par conséquent, de $79^{mm},39$ chez les premiers et de $77^{mm},67$ chez les seconds, ce qui range les Marquisiens dans les sous-dolichocéphales, mais se rapprochant
pourtant plus des mésaticéphales que des dolichocéphales vrais.
La légère différence que nous constatons entre l'indice céphalique du squelette et le même indice calculé sur le vivant
s'explique sur l'épaisseur des chairs dans ce dernier cas. La
norma verticalis suffit, d'ailleurs, pour donner un aperçu
rapide de la forme allongée du crâne ; mais il y a pourtant
quelques exceptions à cette règle, et l'on rencontre aussi des
cas évidents de brachycéphalie.

Le tableau ci-dessous donne une idée suffisante des autres mesures longitudinales :

	Hommes.	Femmes.
Diamètre longitudinal métopique............	181mm,2	179mm,6
— — iniaque.............	181 ,2	176 ,8
Courbe médiane frontale sous-cérébrale	16 ,7	15 ,8
— cérébrale..............	116 ,5	114 ,5
— pariétale...............	121 ,2	124 ,8
— occipitale sus-iniaque	74 ,7	63 ,1
— — cérébelleuse.........	49 ,7	50 ,8
Corde de la courbe antéro-postérieure du frontal.....	117 ,0	114 ,1
— — du pariétal	110 ,3	111 ,2
— — de l'occipital ...	102 ,4	96 ,6

On voit que chez les hommes le diamètre longitudinal métopique est identiquement semblable au diamètre iniaque, tandis que chez les femmes il lui est supérieur, ce qui indique chez ces dernières une saillie du front plus prononcée. La courbe médiane antéro-postérieure, allant de la racine du nez au trou occipital, est de 378mm,8 sur les crânes masculins, et de 369 millimètres sur les crânes féminins ; dans l'un et l'autre sexe, cette courbe est un peu plus considérable que celle fournie par les crânes parisiens. L'étude comparative des divers segments qui la composent et des cordes qui leur correspondent permettra de se rendre compte, sans que j'aie besoin d'y insister ici, de la longueur de chaque courbe en particulier et du relief de chaque portion de la voûte crânienne.

La circonférence du crâne passant par les sourcils et par le point le plus postérieur de l'occipital est de 526mm,9 chez les hommes et de 510 millimètres chez les femmes, chiffres très voisins, mais un tant soit peu plus élevés cependant que ceux que l'on constate chez les individus de race blanche. Mais si nous décomposons cette courbe en ses éléments, nous trouvons que sa partie antérieure est beaucoup plus petite que sa partie postérieure, surtout dans le sexe masculin, d'où la prédominance du crâne postérieur chez les naturels des Marquises :

	Hommes.	Femmes.
Courbe horizontale totale	526mm,9	510mm,0
Sa partie antérieure..........	238 ,8	237 ,2
— postérieure	288 ,1	272 ,8

Il ne nous reste plus qu'à déterminer le diamètre vertical de la tête osseuse, ou diamètre basilo-bregmatique, pour avoir les principales dimensions du crâne. Or, il est de 140^{mm},1 chez les hommes et de 134^{mm},3 chez les femmes. L'indice vertical ou le rapport de ce diamètre à l'antéro-postérieur maximum est, par conséquent, de 74^{mm},52 sur les crânes masculins et de 74^{mm},19 sur les crânes féminins, c'est-à-dire un peu plus fort que celui de la race caucasique. Quant à l'indice trans-verso-vertical, ou rapport du diamètre basilo-bregmatique au diamètre transverse maximum, il est de 96^{mm},28 chez les hommes et de 95^{mm}52 chez les femmes.

Le trou occipital a 36^{mm},6 de longueur et 30^{mm},9 de largeur chez les premiers, 35^{mm},4 de longueur et 30^{mm}3 de largeur chez les secondes, ce qui donne un indice de 85 à peu près dans l'un et l'autre sexe.

De la face. — Le docteur Bourgarel, comparant les Poly-nésiens aux naturels de la Nouvelle-Calédonie, s'exprime en ces termes : « Bien que nous retrouvions chez les Polynésiens un prognathisme général presque égal à celui des Calédoniens, la face du premier est loin de présenter cet aspect repoussant qui distingue le second ; c'est qu'ici, en effet, les arcades or-bitaires ne surplombent plus la face ; elles se confondent sur la ligne médiane, où l'on trouve une bosse nasale arrondie comme chez l'Européen, et se continuent, pour ainsi dire, par en bas avec les os du nez, qui, bien qu'aplatis, ont plus de longueur et ne forment pas une courbe à concavité antéro-supérieure, comme dans la race précédente ; les cavités orbitaires ont un peu diminué en largeur et augmenté en hauteur, ce qui les rapproche de celles de l'Européen ; en rapport avec cette dis-position, le frontal prend plus de part à la formation de la paroi externe de l'orbite. La gouttière lacrymale est plus large. Les pommettes ont près d'un centimètre de largeur de moins que chez le Calédonien et sont moins saillantes ; aussi la tête, vue de face, ne présente-t-elle plus l'aspect de deux cônes adossés par leur base, etc[1]. » Ce qu'il dit des Polynésiens, en général, peut s'appliquer en grande partie aux naturels des Marquises. Chez ces derniers, le diamètre horizontal de l'orbite est, en moyenne, de 41^{mm},1 sur les crânes masculins et de 39^{mm},3 sur les crânes féminins ; le diamètre vertical est de 36^{mm},2 sur les premiers et 35^{mm},9 sur les seconds. L'indice orbitaire est, par

---

[1] *Des races de l'Océanie française.* Paris, 1862.

conséquent, plus grand chez les femmes que chez les hommes, ce qui est la règle dans toutes les races humaines ; de sorte que les Marquisiens sont *mésosèmes* (indice = 88.07) et que les Marquisiennes sont *mégasèmes* (indice = 91.57).

L'intervalle orbitaire, mesuré d'un dacryon à l'autre, est assez large, ce qui est normal dans les races jaunes ; il est de 19^{mm},6 chez les hommes et de 19^{mm},8 chez les femmes. Le squelette du nez fournit les mesures suivantes :

	Hommes.	Femmes.
Longueur	55^{mm},2	52^{mm},3
Largeur	26 ,4	25 ,7

De sorte que l'indice nasal est de 47,82 d'une part et de 49,13 de l'autre.

Le diamètre bimalaire, de 119^{mm},5 chez les Marquisiens, n'est que de 109^{mm},3 chez les Marquisiennes ; la distance bijugale est de 120^{mm},2 chez les premiers et de 112^{mm},3 chez les secondes.

Le tableau ci-dessous me permettra d'abréger cette description, déjà longue, de la tête osseuse :

	Hommes.	Femmes.
Longueur simple de la face (ophryo-alvéolaire).	89^{mm},1	86^{mm},3
Distance naso-basilaire	102 ,6	97 ,7
— naso-alvéolaire.	71 ,2	69 ,2
— basio-alvéolaire	100 ,9	99 ,4
Hauteur du maxillaire supérieur. { du sommet de l'apophyse montante au bord alvéolaire...	68 ,3	66 ,2
du bord inférieur de l'orbite au bord alvéolaire	43 ,3	41 ,4
de l'épine nasale.	16 ,8	16 ,8
Largeur maxima de la voûte palatine	41 ,5	37 ,8
Longueur —	51 ,7	52 ,4
Angle facial de Camper	73° ,2	73° ,8
— alvéolaire	65° ,5	66° ,0

Il me resterait, pour compléter les mesures de la tête osseuse, à parler du maxillaire inférieur, mais on sait qu'il est bien difficile de rencontrer cet os adhérent. Les mandibules que j'ai pu me procurer n'appartenaient point, en général, aux têtes constituant les deux séries qui m'ont servi à déterminer les chiffres qui précèdent : ce que l'on peut affirmer, c'est qu'elles sont très fortes d'ordinaire.

En résumé, les Marquisiens sont des individus de haute taille ; la stature moyenne des hommes est de 1^{m},751, celle des

femmes de 1ᵐ,618. Ils sont de corpulence moyenne, sans tendance à l'obésité; d'une musculature développée. La coloration
de leur enveloppe cutanée, quoique variant assez d'un sujet à
l'autre, est d'un jaune rougeâtre et comparable à l'*ocre de rue*.
Ils sont lissotriques; leurs cheveux, très abondants, noirs, à
tige grosse, sont ordinairement ondulés ou bouclés; il n'est pas
très rare de rencontrer des mèches rousses disséminées dans
une chevelure d'un noir de jais. La barbe est, d'habitude, peu
fournie, la moustache notamment; leur peau est peu velue.
Leurs yeux sont droits, un peu obliques par exception, très
ouverts et bien fendus; l'iris est brun foncé, la sclérotique
d'un blanc jaune sale. Leur bouche est moyenne, leurs lèvres
plus ou moins grosses et retroussées suivant les individus.
Leurs dents sont blanches, bien rangées, le plus souvent verticales, exemptes de carie. Leur nez présente des variations
morphologiques notables; il est droit dans la grande majorité
des cas, plus fréquemment retroussé chez les femmes que chez
les hommes, quelquefois aquilin ou busqué, s'élargissant surtout aux narines. Leurs oreilles sont de dimensions ordinaires
quand elles n'ont pas subi de mutilations.

Les Marquisiens ont le crâne élevé, en toit ou en carène; ils
sont sous-dolicéphales, se rapprochant beaucoup des mésaticéphales; leur tête est aplatie sur les côtés, bombée au niveau
des bosses pariétales; ils ont le front étroit, assez fuyant, surtout chez les hommes. Le crâne postérieur est plus développé
que le crâne antérieur : sa capacité n'est pas inférieure à celle
des individus de race blanche.

Ils sont mésorrhiniens, intermédiaires aux mésosèmes et aux
mégasèmes; l'angle de Camper est de 73°,5 en moyenne, l'angle
facial alvéolaire étant de 66°. Leur thorax est bien développé,
l'abdomen peu proéminent. Leurs membres supérieurs ne sont
pas trop allongés; l'attache des poignets est fine, surtout chez
les Marquisiennes, dont les mains sont petites et les doigts
effilés. La proportion des membres inférieurs est des plus convenables et la hauteur du mollet ne laisse rien à désirer. Je
pourrais étendre cette description rapide, mais je m'exposerais
certainement à des redites inutiles; il me suffira de donner,
en terminant, les hauteurs au-dessus du sol qui ont été omises
à propos des caractères anthropométriques :

	28 hommes.	28 femmes.
Hauteur du vertex.	$1^m,747$	$1^m,618$
— du conduit auditif	1 ,601	1 ,479
— du bord inférieur du menton. .	1 ,507	1 ,389
— de la fourchette sternale . . .	1 ,422	1 ,317
— du mamelon.	1 ,273	1 ,162
— de l'ombilic .	1 ,042	0 ,964
— du bord supérieur du pubis . .	0 ,889	0 ,802
— du raphé du périnée	0 ,805	0 ,723
— de l'épine iliaque antéro-supérieure.	0 ,979	0 ,902
— de la ligne articulaire du genou.	0 ,492	0 ,437
— du sommet de la malléole interne.	0 ,068	0 ,059
— de la saillie du mollet.	0 ,366	0 ,329
— de l'acromion	1 ,425	1 ,320
— de l'épicondyle.	1 ,092	1 ,020
— de l'apophyse styloïde du radius.	0 ,833	0 ,782
— du bout du doigt médius.. . . .	0 ,G44	0 ,610 [1]

[1] A l'époque où je commençais cette étude, je n'avais pas connaissance des travaux qui avaient été entrepris sur les îles Marquises. C'est pourquoi, dans mon Avant-propos, j'indiquais l'intention de traiter du climat, de la flore, de la faune, de l'archipel. Ces différents points ont été abordés par plusieurs auteurs parmi lesquels je citerai :

M. Jouan. *Notes sur l'histoire naturelle de l'archipel des Marquises.* Paris, 1858.

M. Edélestant Jardin. *Essai sur l'histoire naturelle de l'archipel des Marquises* (géologie, minéralogie, botanique, zoologie). Paris, J.-B. Baillière, 1862.

M. Eyriaud des Vergnes. *L'Archipel des Marquises. Revue maritime et coloniale,* 1877.

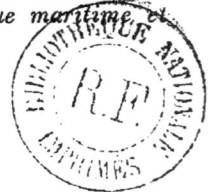

TABLE

TROISIÈME PARTIE

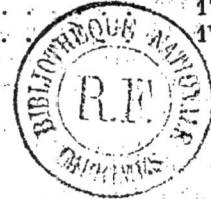

12475. — Imprimerie A. Lahure, rue de Fleurus, 9, à Paris.

www.ingramcontent.com/pod-product-compliance
Lightning Source LLC
Chambersburg PA
CBHW060600210326
41519CB00014B/3532